无锡市龙砂医学流派研究所

五运六气

打开《黄帝内经》的钥匙

编著　无锡市龙砂医学流派研究所

没有离开中华文化的医才能叫"中医"，我们现在要恢复中医、寻找中医。

——顾植山

北京科学技术出版社

图书在版编目（CIP）数据

五运六气——打开《黄帝内经》的钥匙 / 无锡市龙砂医学流派研究所编著 . —北京：北京科学技术出版社，2018.3（2024.5重印）

ISBN 978-7-5304-9359-5

Ⅰ . ①五… Ⅱ . ①无… Ⅲ . ①《黄帝内经》－研究 Ⅳ . ① R221

中国版本图书馆 CIP 数据核字 (2017) 第 270745 号

五运六气——打开《黄帝内经》的钥匙

编　　著：	无锡市龙砂医学流派研究所
策划编辑：	刘　立
责任编辑：	张　洁　周　珊
责任印制：	李　茗
封面设计：	华图文轩
出 版 人：	曾庆宇
出版发行：	北京科学技术出版社
社　　址：	北京西直门南大街 16 号
邮政编码：	100035
电话传真：	0086-10-66135495（总编室）
	0086-10-66113227（发行部）　0086-10-66161952（发行部传真）
电子信箱：	bjkj@bjkjpress.com
网　　址：	www.bkydw.cn
经　　销：	新华书店
印　　刷：	保定市中画美凯印刷有限公司
开　　本：	889mm×1194mm　1/32
字　　数：	93 千字
印　　张：	5.25
版　　次：	2018 年 3 月第 1 版
印　　次：	2024 年 5 月第 3 次印刷
书　　号：	ISBN 978-7-5304-9359-5

定价：45.00 元

编委会名单

领衔专家	顾植山	孟庆云	肖鲁伟	
编　　委	顾植山	孟庆云	肖鲁伟	李灿东
	杨炳忻	杨　力	张登本	苏　颖
	王世明	陆　曙	邢玉瑞	张超中
	柯资能	韩鸿宾	李　宏	李　玲
	杨　威	翁超明	毛小妹	吴克峰
	张　晋	范仲毓		
学术秘书	陶国水			

前　言

　　五运六气是中医学中探讨自然变化的周期性规律及其对人体健康和疾病影响的一门学说，"是中医基本理论的基础和渊源"，承载着中医学"天人合一"思想的核心内涵，在中医学中占有非常重要的地位。在当前时代背景下，加强五运六气学术研究，对重铸中华医魂，打开中华文明宝库，具有特殊的历史意义。

　　近年来，五运六气越来越受到大家的关注，已成为中医药学术的热点。但对待运气学说，学术界尚有不同认识，亟需加强交流和沟通。

　　为了促进中医运气学说的发掘和健康发展，推进运气学说在中医临床及养生治未病方面的应用，2017年6月16日，由中华中医药学会主办，无锡市中医医院、无锡市龙砂医学流派研究所承办的"中华中医药学会五运六气研究（北京）峰会"在北京胜利饭店召开。

　　会议邀请了国内外在五运六气研究方面的资深专家，以及来自清华大学、北京大学、中国科学技术大学、南开大学、中国中医科学院、北京中医药大学等高校、科研院所、医疗机构的多学科专家学者，还有新华通讯社、光明日报、健康报、中国中医药报等新闻媒体的记者，共40余人参加了会议。

会议本着重学术、重传播、包容性、开放性的原则，采用主旨发言和自由讨论相结合的方式，围绕"五运六气的科学内涵与临床价值"主题展开。龙砂医学流派代表性传承人顾植山教授、中国中医科学院孟庆云研究员作为领衔专家分别做了主旨发言，杨力等15位各学科领域专家也分别做了专题发言。各专家围绕"五运六气的科学性及其基本原理""五运六气的理论及其与中医基本理论的关系""五运六气的临床运用及疫病预测""五运六气的多学科研究"等内容各抒己见。会场气氛热烈，专家发言踊跃。本次会议通过互动争鸣，达成了许多共识，为五运六气的未来研究、发展提出了许多宝贵的意见。

为最大程度地展现本次峰会的全貌，我们对所有与会专家的发言进行了全程速记，形成文字稿后又经各位专家回修确认，交由北京科学技术出版社正式出版，以飨读者。

编委会

2017 年 12 月 16 日

目　录

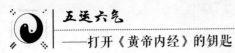

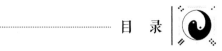

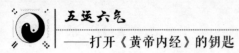

开 幕 式

主持人（陆曙）： 为深入探讨五运六气的科学内涵与临床价值，我们在这里举行由中华中医药学会主办，无锡市中医医院、无锡市龙砂医学流派研究所承办的"中华中医药学会五运六气研究（北京）峰会"。

出席峰会的领导有：中国中医药报社社长王淑军，中华中医药学会副秘书长刘平。

参加峰会的主要专家有顾植山、孟庆云、张登本、杨力等五运六气研究领域的资深专家，有来自清华大学、北京大学、中国科学技术大学等高校的多位多学科专家。对各位领导、专家在百忙之中参会表示衷心的感谢！

下面有请中华中医药学会副秘书长刘平致辞！

刘平： 尊敬的王淑军社长、顾植山老师、杨炳忻教授、各位专家，上午好！今天高朋满座，非常高兴参加中华中医药学会主办，无锡市中医医院、无锡市龙砂医学流派研究所联合承办的"中华中医药学会五运六气研究（北京）峰会"。

首先，我代表中华中医药学会对会议的召开表示热烈的祝贺，对给予会议大力支持的各位专家、承办单位、会务工作人员表示衷心的感谢！

召开这次会议考虑的时间比较长，但是进入实质性筹备的时间比较仓促，大概也就 20 多天。举办这个会议的想法比较早，出于推动五运六气学术研究的目的，也希望倾听多学科专家的意见。另外，希望在国内外有影响力的五运六气研究专家在一个平台上有比较充分的交流、互动、讨论甚至争鸣，希望通过这样形式的研讨、碰撞，能够形成一定的共识，从而为中华中医药学会加强对五运六气研究的组织建设提供参考。也非常希望通过这种会议模式、机制的创新，能够达到预期的目的。

为了开好今天的会议，顾植山老师和相关教授投入了大量的时间、精力，筹备组也做了大量工作。虽然参加今天会议的总人数不多，但是参会专家是在国内外对于五运六气研究的专家群体里面比较有代表性的。我们倡导，这个会议秉持"独立之精神，自由之思想"，贯彻"百花齐放，百家争鸣"的"双百"方针。另外，也倡导"和谐、包容、和而不同"的理念，让大家把对五运六气的思想、观点、主张比较充分地表达出来。会议发言和讨论时间接近 1 ：1，这也是学会在组织学术活动方面的一个探索。

中华中医药学会有 90 多个分会，每年召开的学术会议有 100 多场次，多数是分会的年会，有几百人规模的，也有上千人的，但是小型会议相对比较少。我们以"五运六气"这个主题做个尝试、探索，从而形成共识、总结经验、凝练成果，有助于今后学会把五运六气学术研究工作组织得更好、更有成效。这也是落实习近平总书记讲的"把祖先留给我们的宝贵财富继承好、发展好、利用好"的一个实际行动。

我非常期待会议提高效率，互相碰撞，互动争鸣，产生更多思想火花、灵感，促进五运六气学术研究的深化，更好地推广应用。

再次感谢各位专家的光临和支持，预祝会议取得圆满成功！

主持人（陆曙）：下面有请中国中医药报社王淑军社长致辞！

王淑军：大家上午好！明天是中国中医药报社主办的顾植山教授的"五运六气培训班"开班的日子，今天是中华中医药学会举办的"五运六气研究（北京）峰会"，我代表中国中医药报社对这次峰会的召开表示祝贺，同时向顾植山教授表示敬意！

我个人不是中医科班出身，只是半路出家，因为热爱中医、喜欢中医而对中医有所了解，但是了解得不深。

但我深知与西医重视空间相比，中医重视时间，而五运六气是其核心内容之一，并居于举足轻重的地位。我以前在《人民日报》跑中药口，10年前我就发现很少有人提及五运六气，不仅很多中医药人与五运六气有隔膜，有的甚至感觉"五运六气"是一个敏感词汇而不敢谈起。

在这10年间，顾植山教授传承以重视"五运六气"临床运用为特色的龙砂医学流派的衣钵，基于对"五运六气"的了解，进行了研究和大量传播，可谓殚精竭虑。我个人感受到他心中沉重而热烈的使命感和责任感。而如今，五运六气成为当下中医药学术、临床领域的显学之一，这里有顾植山教授的心血和汗水，因此我们有理由向他表示敬意！

基于这一认识，中国中医药报社近些年来一直保持与顾老的良好沟通，对五运六气的研究、临床应用进行媒体传播，我们作为中医药行业的媒体做了应该做的事情，因此有了明天培训班的尝试。

最后，不妨让我们重温习近平总书记的那句话："切实把中医药这一祖先留给我们的宝贵财富继承好、发展好、利用好。"咱们这个会议也是落实这句话的一个举措。向所有致力于中医药传承创新、发扬光大的人们表示敬意！

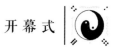

主持人：下面按照议程安排，进行第一阶段主旨发言。

我最近看到吴国盛教授的一篇文章，标题是"中医药学是中国独立发展的科技文明"。我在看这篇文章的同时，也在学习《"十三五"中医药科技创新专项规划》，这个专项规划开头的两句话把中医药提到了前所未有的地位和高度：第一句话，"中医药蕴涵丰富的科学内涵"，承认中医药是有科学内涵的，而且是深厚的科学内涵；第二句话，"具有引领生命科学未来发展的巨大潜力"，不仅仅对医学发展，而且对未来的生命科学发展具有巨大潜力。我觉得这两句话很重要，是对中医药科学地位与作用的重要判断。

刚才刘平副秘书长在致辞当中特别提到了我们国家20世纪30年代一批知识分子弘扬的"独立之精神、自由之思想"的学术氛围与生态。五运六气是中医药的一种原创，它的科学内涵与价值一直受到历代医家重视，是在天文医学、气象医学、时间医学、预测医学、临床医学中不断彰显其独到的思维特点的一个学术领域。与此同时，不同的学者对五运六气的学术思想和价值又有不同的认识和理解。学术争鸣的过程是推动学术进步的过程，更是不断获得学术共识的过程。中华中医药学会本着学术民主的科学态度，专门举办这次高峰论坛，并确定了"五运六气的科学内涵与临床价值"这个非常好的主题。我们理解、认识五运六气一定要从它的科学内涵和临床价值上找切入点。

刚才中国中医药报社王淑军社长在致辞中对五运六气这方面开展的研究工作给予了高度关注。既然五运六气是中医药人的原创，那么我们首先要尊重这种原创，至于它的内涵、科学意义、实践价值究竟怎么评价，我们还需要通过研讨来达成共识。当我们还没有找到科学证据认为它不行的时候，就不能轻易否定它；当我们强调这个科学理论原创思维有多大的科学价值与科学意义的时候，也要寻求更多科学证据。所以，中华中医药学会举办这次高峰论坛非常有意义。

下面有请顾植山教授做主题演讲！

顾植山：五运六气探源

顾植山，安徽中医药大学教授。历任国家中医药管理局《中华本草》学术编委、新世纪全国高等中医院校《中医文献学》教材主编、教育部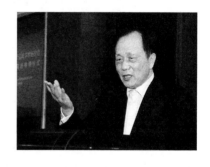"十一五""十二五"规划教材《中医文献学》主审，国家中医药管理局特别专项课题"运用五运六气理论预测疫病流行的研究"及国家"十一五""十二五"科技重大专项"中医疫病预测预警的理论方法和应用研究"课题组长。现任全国老中医药专家学术经验继承工作指导老师、国家中医药管理局中医学术流派传承推广基地理事会理事、国家中医药管理局龙砂医学流派传承工作室代表性传承人兼项目负责人、国家973项目"中医学理论体系框架结构与内涵研究"课题专家组成员、中华中医药学会五运六气研究专家协作组组长、中国中医科学院博士后科研工作站合作导师、国家卫计委"十三五"研究生规划教材《中医文献学》主审、无锡市龙砂医学流派研究所所长、江阴市致和堂中医药研究所所长等。主编《中医经典索引》、独著《疫病钩沉：从运气学说论疫病的发生规律》等学术著作7部，发表学术论文100余篇。

顾植山全面继承了龙砂医学流派"重视《黄帝内经》五运六气理论与临床运用，运用六经三阴三阳理论指导运用经方，擅用膏方'治未病'"的三大流派特色，特别在五运六气的研究方面，为全国这一领域的学术带头人，享誉国内外。

各位领导、各位专家，今天发言的题目本来是"对五运六气的重新认识"，但重新认识包含的范围比较广，涉及五运六气的理论、推算方法、应用等方面的一系列问题，因为时间关系，我只讲其中第一个问题——"关于五运六气的起源"，所以把题目改为"五运六气探源"。

一、五运六气的来历

六气怎么来的？为什么讲六气？六气是从阴阳发展出来的概念。首先，太极图的本意是什么？太极图是观

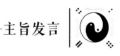

察各种自然现象形成的一个自然模式，它不是从哲学观点构建的图。河南省登封市告成镇的曹（书敏）老师根据他观测的太阳晷影的长度，把具体数据记载下来，自然就形成了这个太极图（告成各节气晷影变化图，见彩插图1）。曹老师从不同角度测量的数据，都可以形成太极图，不光是日晷的问题。

"太极生两仪"的概念：阴阳的两仪在太极图中呈现的是动态的两种象态，不是两个物质。过程中间不断地由少到多、由衰到盛是阳象，由盛到衰是阴象。现在教科书从阴阳两个物质的相互关系角度去讨论，这是哲学的意义，不是它的本意。"太极生两仪"的本意是两种象态。

更重要的是，太极图不是静态的，它是一个动态的。原来画的太极图是静态的，所以那个太极图是哲学概念的。现在从自然形成的太极图中可以看到太极是动态的。太极运动一开一阖，老子把它叫"橐"。《黄帝内经》的"阴阳离合论"里面具体地描述了太极的阴阳开阖运动产生了三阴三阳，所以三阴三阳是由开阖枢形成的，《黄帝内经》明确地描述了三阴三阳的时空方位。"六气"怎么来的？就是根据这个方位形成的，就是开阖枢产生的六气。

开阖枢本来是阴阳的三种动态，古人认为六气化生万物，跟"三生万物"是一个概念，因为三生万物，三

9

阴三阳，一分阴阳就变成六气。

五运六气里面的许多概念通过这个图就能看得比较清楚，同样，中医中的许多重要概念也都包含在这个开阖枢的动态太极图里面。

有了六气化生万物，为什么又有"五"的概念？"五运"是什么概念？五运即五行，运和行都是运动变化的意思。因为六气化生万物以后，万物不可胜数，古人执简驭繁，以象统物。怎么把握万物规律？通过动态的象态。因为一个运动变化的过程都是生、长、化、收、藏这五个基本时态，可以用木、火、土、金、水这五个符号为代表，所以就形成了"五行"说。

《汉书·艺文志》讲："五行者，五常之形气也。"这个"五常之形气"不是静态的，它是互相更替的动态，所以叫"五运"。我们现在把五行讲成五种物质，或者是五种物质的运动，都是从静态的空间的角度讲的。"五"的本意是动态的，代表五个时段时态的五气更迭。

所以，五运六气怎么来的？完全是自然客观存在的周期性规律。我们的太极图、太极阴阳、五运六气的来源既不神秘也不复杂。中医的科学内涵，它的来源都是客观世界的规律，当然是科学的。所以大道至简！知其要者，一言而终。我们需要搞清楚五运六气不是很神秘、很复杂的东西，它很自然，也很简单！

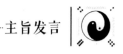

二、五运六气在中华传统文化中的地位

习近平总书记的重要讲话中曾提到："中医药学是中国古代科学的瑰宝，也是打开中华文明宝库的钥匙。"

为什么中医药学可以成为打开中华文明宝库的钥匙？我们自称"炎黄子孙"，认为中华文明有五千年的历史。有些人认为伏羲比炎黄要早，所以我们有七八千年的历史。我们能不能说我们有七千年文明、八千年文明，我们能不能说自己是伏羲子孙，不说炎黄子孙，把我们的文明往前提几千年是不是更好？

古人并不是不知道伏羲，那为什么只说是炎黄子孙？这就要了解炎黄文明跟伏羲文化的差别，这对我们理解为什么中医药学能成为"钥匙"的意义至关重要。如果搞不清楚伏羲文化跟炎黄文明之间的差别，就很难理解为什么中医药学能成为"钥匙"，而不是伏羲的易经八卦成为"钥匙"。

（一）先炎黄时代的文化

伏羲时代文化的标志是四象八卦，这个四象是二十八宿，左青龙右白虎就是从二十八宿中间衍生出来的。中国科学院国家天文台赵永恒、李勇发表于2009年的研究成果，认为二十八宿在赤道上分布比较均匀、最合理的年代距现在是7700～7800年，那就是伏羲时代。那时二十八宿在赤道上的分布是比较均匀的，可以成为日月在赤道上的位置标记点，这一观点在现代出土的墓葬中也得到了印证。二十八宿中左青龙右白虎四象，在20世纪80年代出土的6400年前的西水坡墓葬里已经非常清楚。西水坡墓葬印证了四象文化出现的时代（见彩插图 2-A、图 2-B、图 2-C）。

图片 A 是在国家博物馆照的，里面显示的就是左青龙右白虎。左青龙右白虎不仅仅是青龙白虎的问题，其实里面包含了整个四象。图片 B 是冬至点的天象，而图片 C 就是夏至点的天象。

这是比炎黄早的文化，印证了伏羲时代是以四象八卦作为它的文化标志的。

有一些研究历史、天文史的人认为，二十八宿是春秋战国以后才有的，有的还说是西方传入的。但是到春秋战国的时候，二十八宿在天赤道上已经相当不均匀了，故二十八宿的提法不可能产生在春秋战国时期。

（二）中华文明的标志——炎黄文化

到炎帝时文化的主要符号是什么？西水坡墓葬比黄帝早，这个墓葬里面不仅仅遗留了四象痕迹，而且还增加了新的文化符号——后天八卦。

墓葬里有殉葬小孩。大家看一下这个小女孩（见彩插图 2-D）。

当时国家博物馆去取这个出土文物的时候，没有意识到旁边殉葬的小孩跟墓主之间是完整的文化，认为殉葬小孩跟墓主人是没有关系的，所以国家博物馆并没有把殉葬的这个大约 12 岁的小女孩取走。

后来我们 2004 年去考察时，在一个当时参与考察的文化局局长家里看到了这个小女孩。（见彩插图 2-E）

因为国家博物馆不要，文化局局长就把它带到家里面，藏在自家的储藏室里面。根据局长的描述，他们当时看到的不光是这一个小孩，东边还有一个大约 16 岁的大男孩，北边有一个中男（见彩插图 2-F）。为什么大男孩葬在东边？东方是震卦，是长男，东宫太子；为什么小女孩葬在西边？西边是兑卦，兑卦是少女；北边是坎卦，有一个 14 岁的男孩，是个中男。最南边其实还有一个小孩，离得比较远，他们认为与这个没有关系，所以就没有画下来，应该是一个中女。这是一个非常完整的后天八卦图。

以上说明 6400 年以前已经形成了后天八卦。那么后天八卦怎么形成的？伏羲时代是先天八卦，先天八卦到后天八卦经过了开阖枢的过程。古人认为洛书是后天八卦，这个从开阖枢的理论能够得到理解。洛书是开阖枢动态太极图的一个数字化表达（见彩插图 3）。所以，开阖枢、三阴三阳跟洛书、后天八卦是同一个时代的文化标志。

神农时代从地面上观察到的各种物象变化出发，把太极图理解为具有"开、阖、枢"三种时象的动态图，将先天八卦图通过阴阳离合运动演变为后天八卦，创立了洛书图式，从而形成崇尚南方离卦九数太阳的新文化特点，此所以神农有"炎帝"之称和"九头鸟"的由来。由开、枢、阖产生三阴三阳，"四象"模式进化为"六气"模式，奠定了"六律"说基础。

伏羲时代从观察天象找到二十八宿，把二十八宿分为青龙、白虎、朱鸟、玄武四天象来表达一年四季，故称"天皇"；神农多从地面观察自然动态变化，故称"地皇"。

为什么炎黄要连起来讲？因为五运六气的"六"产生在炎帝时代，"五"产生在黄帝时代，炎黄合起来才有完整的五运六气。

黄帝时代的文化标志是"调历"，调历是综合了黄帝时代这些研究自然规律的科学研究成果最后形成的，所以现在的农历叫"黄历"。调历的基础是十二气，它是"伶伦造律吕"用"飞灰候气法"发现的，十二气是我们中国古人在科学上的一个伟大发现。这十二个气的天文表达是十二个地支，十二地气发现以后怎么交流？能不能老到地底下看这个气？这个条件要求是很高的。古人很聪明，看看地下候到什么气的时候天上是什么象，用看天来代替候气。

从甲骨文中我们了解到十二地支是十二天象符号，就连我们的十二生肖也是从这十二个天象来的。"子"

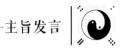

的形象像个老鼠；"丑"跟牛就更像了；老虎在西方天文学上是狮子座，我们古代没有狮子，狮子是从西方来的，狮子跟老虎很相近，他们看成是狮子，我们看成是老虎；辰是大角星和苍龙七宿的角宿，古人把它看成龙的两个角；巳为什么是蛇？去掉龙的两个角，后面就是蛇的身。所以十二生肖是从天象上来的。地支是天象的象形符号，所以古人用天象代替文字来记录候气。二十八宿与我们现在看到的天文图可能并不是完全吻合，因为这二十八宿的天象在不断变化，所以我们现在看到的天象跟几千年以前看到的天象有点儿出入，但是还能看出来比较像。

古人发现用天文记比较简单，不用老到地底下去。简单是简单了，但也出了个问题：后来大家都去看天了，顾炎武《日知录》讲"三代以前人人都观天文"，为什么三代以前人人都观天文？看天象就知道到什么气了。我们现在翻日历，古人没有这个历，就看天象。但大家都去看天了以后，候气就没有人去观察了，所以"天文兴、候气废"！

现在比较流行的一种讲法是"五运六气来源于天文"，这个讲法既对也不对。对在什么地方？一些描写五运六气的文献是根据当时的天象来表述的，到什么气就把当时的天象记下来了。不对在什么地方？天象是不断变化的，天文只是工具、符号，不是五运六气的本源。

15

所以有些人受了这个误导,认为:"从黄帝到现在几千年,天象已经变了很多了,为什么五运六气不变?"假如五运六气来源于天象、天文的话,天象变了,五运六气要跟着变,但是我们现在五运六气没有变,它还是这个规律。古人已经观察到这个现象,所以说"天自为天,岁自为岁"。天象在不断变化,但是五运六气的六十甲子、五运六气的规律是万古不变的。

还有一种流行的讲法是"五运六气是来源于古代医学气象的研究,是古人对气象变化规律的总结",这个讲法就更值得商榷了。因为我们发现物象、病象、脉象可以单独出现或在气象之前出现,一些慢性病能当气象预报,当疾病有相应表现时就知道过几天要下雨了。西方的医学气象学是在气象出现以后再量化气象数据,来讨论它跟天气的关系。而五运六气学在气象还没有出现时,人就可以先感受到五运六气的变化,所以不能讲五运六气是古人根据气象变化规律总结出来的。当然,气象跟人的健康、疾病是有关系的,他们互相影响,但这是平行的关系,都受到五运六气规律的支配。

所以不能讲五运六气是古代的医学气象学,我们的五运六气比医学气象学有更深的科学内涵,有更高级的地方。我们掌握的十二气是万古不变的,所以管它叫"律"。因炎帝时候已有了六气理论,所以十二气就变成了"六律六吕"。

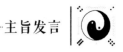

古人把"六律"定为万事之根本，又发现"五"的周期跟音律之间也有对应的关系，所以后来用"五音建运"来概括。五跟六相合产生六十甲子，以六十甲子为记时符号编成的历法，是"五运六气律"。

东西方文明的标准不同。我们的文明从什么时候开始？西方的标准是物质社会的发展程度，他们认为我们的文明才三千多年、四千年。而中国古人对文明的标准是什么？为什么把文明的发源时间定在炎黄？炎黄时代古人已经把握了五运六气，把握了自然动态变化的节律，找到了万古不变的律，这样才达到了文明社会。所以中国古人文明的标准是对客观世界动态规律的认识，和西方的标准完全是不一样的角度。

伏羲时代是四象八风，是先天八卦；到炎帝时代形成了开阖枢，由开阖枢产生了六气，由开阖枢产生了后天八卦；黄帝时代有了五行、十二律，有了完整的五、六结合，产生了六十甲子、二十四节气，形成了完整的历法，即我们的黄历、调历。

我们有"三皇五帝"的说法，五帝时代延续了六个世纪以上，五代人是不可能有那么长时间的，其实"五帝"是代表黄历形成后继续发展的五个时段。

《国语·楚语下》记载颛顼"乃命南正重司天以属神，命火正黎司地以属民"。为什么火正要司地？后天八卦确立北方少阴君火，因为北为地、南为天，这反映了后天八卦少阴君火的思想。

帝喾对历法最大的贡献是"历日月而迎送之,其动也时",就是行动都要顺应自然之间的动态时间规律,就是要"奉天承运";帝喾又"溉执中而遍天下",这是"允执厥中"的思想。可能开始的时候没有马上就确立中央的思想,到帝喾的时候就确立了中央。"中"的甲骨文字像旗,古人以大旗为中央,这个大旗是文化。帝喾时代把确立的五运六气思想作为大旗竖起来了,其他都要向这个靠拢。所以什么叫"中华民族"?中华民族不是人类种族血缘的概念,围绕这个文化中心的都是中华民族,所以我们的中华民族是文化的概念。我们的五千年文明不倒就是靠竖立这个"中","中"的核心思想就是对自然周期节律把握的文化。

到尧的时候重新修订历法,就有了"羿射九日"的说法。因为天象是不断变化的,时间一长,今天是几日就可能有了十种不同的讲法,叫"天有十日",不是讲天上有十个太阳。经过历法的整理以后,羿去掉了九个不准确的,留下一个准确的,所以叫"羿射九日"。"羿射九日"不是不靠谱的神话。

我们的"中医"就是建立在中华文化基础上的医学,也是近代人为了区分西医定的名称,但是为什么用"中医"这个名称?没有离开中华文化的医才能叫"中医",我们现在要恢复中医、挖掘中医的内涵。

后来到夏禹的时代正月建寅，以阴阳五行学说作为建国总纲而"朔南暨声教讫于四海"，阴阳五行学说成为在全国推广、普及四海的文化，创造了华夏盛世。商代、周代都是以夏文化的继承者自居。农历，我们又叫它"夏历"，跟黄历是一脉相承的，不同的是夏代确立了正月建寅，后来商代建丑、周代建子、秦代建亥，到汉武帝的时候恢复正月建寅，一直沿用到现在，所以又叫"夏历"。

这样产生了我们对世界的四大贡献：天、数、农、医。古人用天象代替候气，但天象不断变化，"羿射九日"时就需要对天象做非常复杂的计算，每代修订历法不是修订六十甲子，而是需要修正相应的天象，所以有了发达的天文学；修正天象要有比较复杂的计算，所以有了我们古代发达的数学；找到了这个律以后，有了天人相应、天人合一的思想，才有了领先于世界的中医学；有了二十四节气对农业的指导，才有了领先于世界的农业。所以我国古代对于世界的四大贡献都是跟这个"律"有关系的。

历史并不会都有文字记载，三千多年以前文字还不成熟，先秦文献能流传下来的万不及一，拘泥于支离破碎的文献只能描绘出支离破碎的历史！研究历史要学会读无字之书，会读天象就是会读无字之书。

《黄帝内经》中的五运六气学说是传承发挥了炎黄

19

文明的五六之律，凝聚了黄帝时代的文化精髓，是黄帝文化的活化石。我们现在所有古代文化的载体中间，如四书、五经、《道德经》等中没有哪一个能这样完整地保留从太极、两仪、四象、三生万物，三以后到六，六以后到五，到十二律，到六十甲子，这样完整地对于自然规律把握的内容，只有中医药学的《黄帝内经》！《黄帝内经》里面最核心的就是五运六气，《黄帝内经》里面处处都是五运六气，不懂五运六气，《黄帝内经》是读不透的。"五运六气带来效如桴鼓"，是学了真正的五运六气后许多中医人的共同感受。

五运六气是打开《黄帝内经》的钥匙！《黄帝内经》是炎黄文化模式的结晶！所以只有以《黄帝内经》为基础和理论渊源的中医药学才能成为打开中华文明宝库的钥匙！

主持人：刚才顾教授带我们穿越了时空的隧道，围绕五运六气的起源，从太极图开始阐述，一路说来，有些内容是有文字记载的，也有很多内容是没有文字记载的，历史往往在有文字和无文字的进程当中延续到今天。

顾教授在阐述过程中，有对于太极图的解读，有对于五运和五行的关系探讨，还有开阖枢的表达。最后他得出一个结论：五运六气是黄帝文化的一个活化石，《黄帝内经》是炎黄文化模式的结晶。

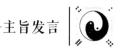

他今天这个报告是探索五运六气的思想之源、文化之源、哲学之源、数理之源，听了以后很受启发。

下面有请中国中医科学院孟庆云教授作"五运六气理论的发生与演进"的主旨演讲。

孟庆云：五运六气理论的发生与演进

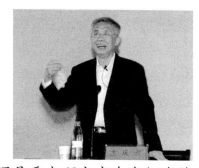

孟庆云，中国中医科学院研究员，从事中医药理论与中西医结合理论研究及教学工作。中国中医科学院学术委员会委员，国家973计划第二届专家组成员，国家中医药管理局重点研究室专家组咨询专家，《中国中医基础医学杂志》主编，北京中医药大学国学院荣誉教授，中国中医信息学会养生分会会长。曾任中国中医科学院中医基础理论研究所所长，《中国大百科全书·中医》卷副主编，《中国大百科全书·中国传统医学》卷二版副主编，《中国中医药年鉴》资深编委等。发表学术论文400余篇，著有《中医理论渊薮》《周易文化与中医学》《孟庆云讲中医经典》《孟庆云讲中医基础理论》《中医百话》等，主编《中国中医药发展五十年》等。

我讲三个问题：第一，五运六气的三个来源、三个组成部分；第二，为什么运用五运六气治病疗效高；第三，五运六气是宋代以后医学的带头科学。

一、五运六气的三个来源、三个组成部分

（一）三个来源

第一个来源是，古人长期观察天和天对自己身体健康的影响，观察天人关系特别是天人健康的关系，积累了丰富的经验和资料。恩格斯在《自然辩证法》里说世界上人类最早开发的科学是天文学，别看天文学离人类远，但是它是最早的科学，是因为生产的需要。尼罗河两岸，一旦尼罗河发了水之后，土壤肥沃了，马上就要种地，而当天狼星一出现的时候尼罗河就要发水，所以研究天文是很早的。把天文气象和农业生产、疾病、灾害联系起来，形成了天人合一的观念。在医学是为天人合一的医学观。

第二个来源是，《易经》传统的思想是中国科学思想，也是中医药的学术思想，就是易和阴阳五行的思想，也包括变动不居和辨物正言的动态观和辩证观念，五运六气是对易学的发挥。

第三个来源是，术数。不同时期对术数的评价不一样，比如在汉代时，术数是最高的规律，术数是通过研

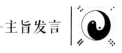

究规律和记录的东西来推测未知、未来。到纪晓岚时对术数的评价就变了，他说这个东西是以阴阳五行为主那一套来推算时运生死穷富的。所以《四库全书》中，纪晓岚给术数做提要时说的是不符合实际情况的，他把术数限于江湖那套了，把古代数学、天文、地理等给排除了。

（二）三个组成部分

第一，医学气象历法。中国重视时间，封建社会也重视时间，哪个皇朝要开始了，得换一套历法，得改元换历，所以中国有 102 种历法。五运六气是这 102 种历法以外的一种独特的历法，因为从历法学历谱的构造来说，有年、月、日、起点，甚至还有协调周期，相当于闰年、闰月似的，五运六气全具备，而且是完整的、合乎历法规律的，南京大学天文系主任卢央先生将之称为"五运六气历"。

第二，推演格局。分五步推演：第一步是看天，然后定时间，有独特的天干地支；第二步是分出五运和六气；第三步是五运六气的关系，五六相合，六气本身也有关系，客主加临，把这些关系分析出来；第四步，在这种气象条件、关系条件下，应该跟哪些疾病、哪些状态有关；第五步，在这种状态下的证候怎么治疗。分步是中国人发明的，像方程也是一步步解，中国人打拳、打排球、打乒乓球也讲套路，套路是一种系统思想，是把天人合一系统化了。

五运六气在宋代以前叫"推步"，《后汉书·方术列传》有很多推步学派，如阴阳推步学派、河洛推步学派、七政推步学派等；还记载了推步的高手，如杨厚、樊阴等人。推步又称"内学"。到了宋代以后根据《素问·六元正纪大论》里有两处写五运六气，所以把这套推理改名，不叫"推步"了，就叫"五运六气"了，特别是宋徽宗写《圣济经》的序文也用了五运六气的称谓，所以在宋代以后它叫"五运六气"。

第三，用于治疗和养生。过去有人反感，说这个东西（五运六气）有点儿江湖，但没看到它的养生理论是非常高的。当时任（应秋）先生等都考证前人，有的从文字，有的从音韵，有的从五运六气的记载，把五运六气成熟的"七篇大论"定于东汉末期，这是比较一致的见解，很多人都赞同。

历代以来对五运六气有如下质疑：①应验率不高；②机械推演；③外因发病；④流于江湖。这些我将在后面加以说明。

总的来说，第一，五运六气是天人合一的医学，看病也要看天气；第二，五运六气是系统思维的医学。这两个特点跟中医学的特质是一样的，五运六气是中医学的特质的体现。

二、为什么运用五运六气治病疗效高？

《旧唐书》和《新唐书》都有"孙思邈传"，里面都写到孙思邈会推步，《晋书》记载葛洪也会推步。从魏晋到南北朝，朝廷禁止谶纬流行，把纬书和谶一样对待。谶语就是一些顺口溜，是从政治层面讽刺当代主权人的话，统治阶级很反感这些谶语，但是他们当中也有人是利用谶语起家的，比如，刘秀建立后汉时就利用谶语帮了大忙。禁止谶语的同时还发生了易学史上的王弼扫象。"七篇大论"属于象术之书，被列入纬书之列，禁止流行，但是在唐代司天监里还用，民间有的也没烧，所以就保存了。在唐代王冰校注《素问》时把这"七篇大论"拿出来，充当《黄帝内经》的一部分。

为什么运用五运六气治病疗效好？

第一个因素，因为它借助天力、地力，就是现在我们非常强调的"接地气"。《黄帝内经》说"夫人生于地，命悬于天，天地合气，命之曰人"，个人身上有天气也有地气，所以你的病痊愈的时候天气、地气要发挥作用。《伤寒论》有很多五运六气的思想，《伤寒论》特别强调六条欲解时。免疫力有细胞免疫和体液免疫，其中也有自然免疫，在"欲解时"自然免疫的力量增大。

现在咱们照明用的灯挺亮，但是太阳一照进来，就把灯光都给蔽了，自然的力量太大了！地气也一样，地气给你提供的免疫力身上都有，而且都能对你的健康有相当大的影响。

练气功的人都知道，在八大处（注：位于北京西郊西山风景区南麓，因有灵光寺、长安寺、三山庵、大悲寺、龙泉庵、香界寺、宝珠洞、证果寺八座古刹而得名）就长气功，所以北京很多人在早上四点多钟就坐车到八大处去练功，六点多钟再回来。还有一个地方是开封，到开封就能长功力。古代人非常知道人接天气、接地气，而且利用这个。人跟自然在同步生长，自然界、地球在运动和变化，人也在变化，人的节奏和自然界的节奏是一样的，在自然界节奏变化产生影响的时候，人的身体也会受到影响。

二十四节气有很明显的标志性的改变，人的身体也随之有标志性的改变，这叫"含吐应节"。比如二分二至，上一个节气到下一个节气交接的时候，自然力的变化很明显。为什么心内科的大夫一到冬至、夏至那天就让病房大夫盯住最危重的病人，因为那天危重病人死亡率高。中医学非常重视人和节气的关系，《黄帝内经》讲"顺天之时其病与之可期"，平常开的感冒药，春夏秋冬都有不同的加减。这是第一个因素。

第二个因素是药。五运六气强调"司岁备药"，如果今年非常热，你采的热药质量就一定好；如果今年非常冷，一些寒药的质量就高。宋代的时候国家就公布历

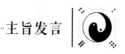

书,让药局药店储备这样的药。因为药也是与天相应的,它的构成也是天气和地气加在一起作用的,所以药也和人一样,药来调节人体的时候,那么相应季节的药也起作用。遗憾的是,现在我们的药理学全变成成分药理学了,全都按照成分来衡量、来评价。物质基础要发展,但是中医的根本、中药的立身之本是四气五味,跟医理是一致的。为什么掌握运气的人用药疗效都好?孙思邈就掌握运气,他看到一个秃子没头发,就用五苓散提升,结果秃子长出了头发。名医都善用五运六气之理诊疗。

第三,用运气理论治病,合乎理法方药一致的逻辑。宋代陈言的《三因极一病证方论》中有运气十六方,用好了有神奇的疗效。

三、五运六气是带头科学

运气自宋朝以来就是中国的带头科学。为什么说运气是带头科学?

第一,理论高。天人合一的理论比较倾向于被世界认同。最近有几本宏观的书,如库兹韦尔的《奇点临近》就说了宇宙怎么演变,粒子碰撞,演变成星云、星系,恒星又产生行星、万物和人,这一套好像跟我们的《素问·天元纪大论》里说的"太虚寥廓,肇基化元,万物资始,五运终天……曰阴曰阳,曰柔曰刚"在宇宙起源方面的论述几乎是一个思路。而且他认为宇宙是有序

27

的，人类生命也是有序地自组织地发展，中医的理论认识到这一点很先进，理论先进就能够推动其他的科学，何况中医自古就揽观杂学、通合道理。理论高就有引领作用。

第二，从各家学说来讲，它们都发端于五运六气。运气学说开拓了真正的各家学说。刘河间看到"病机十九条"277字中唯独没有燥的病机，就增加了一条，使之变成297个字，最后他就成一家之创。刘河间抓住"机根于内"这一句话就使中风有治了，原来治中风都是从外风而治，治疗有限，刘河间开拓了内风的理论，用地黄饮子从内风治，疗效就提高了。

李东垣主要是运用升降理论建立了阴火理论，阴火其实也是六气之火在人身上的一种反映，原来治眼睛、治耳朵没什么招，结果他提升中气，用补中益气汤就把眼睛治好了，他是高明的眼科专家。朱丹溪从五郁开始，突破了五郁。张子和"论病首重邪气"，重视运气学说的应用，提出了攻邪理论，就成为一家。后世那几个发展的也都是发展的运气。温病学在前面引了十九条《黄帝内经》里面的运气条文，说因为有运气支持，才敢创立"温病学说"。各家学说都是发挥了运气而发展的。

第三，据"病机十九条"创立病机理论。《黄帝内经》没有病因，《黄帝内经》只有邪，后来佛教来了，援用其"因缘"，中医才有"三因"。"病机"比病因更高一些，解释为什么这边一小动那边就一大动，而且根据这个还可以预测。"病机十九条"最高明，高到哪儿？把五运六气都统筹到一起，又简明地、高度地、内因外因合一地概括其机要。把这十九条病机把握住，把五行之变、五脏之变和六气之变等都掌握好，是最高明的。

第四，气化学说。我们中国哲学和医学研究气化也是越来越进步。中医的气化很简单，升降散就那么几味药，就能够解决病毒和细菌感染的问题。气化学说多厉害！

第五，五运六气亮点非常多。随便拿出几句话，比如"久而增气"是指总是不断地这么用自然界的东西，你就会对它产生一种适应能力，有了一定的抵抗力，就增加了你的抵抗力量，激素抵抗和药性里面的抗药性理论就是这样的。另外，关节炎、皮肌炎这类自身免疫性疾病，是从气那个角度推气久变化而产生，通过这个结论完全可以用到药的解释、医的解释。

第六，西方也在研究天人相通的理论，研究得还很深入。在 20 世纪 60 年代他们通过研究发现，人体的细胞比例跟大海海水元素的比例是一致的。这个我写过文章，《健康报》20 年以前给登过。现在又有人研究，这个地方人的微量元素构成的比例跟这个地区人体元素含量是一致的。甚至还有研究发现，黄种人、白种人的皮肤生长跟地质一致。

自由交流

主持人： 孟教授讲到天人相应的整体理念、自然规律的把握、易学思想方法从哲学层面的应用，形成了五运六气。他的观点和顾教授关于五运六气起源的认识，在某种程度上是相互呼应的。尤其是不仅在医的层面，而且在药的层面同样有运气学说运用，正因为有运气学说才有《黄帝内经》核心思想，才有中医理论的高度，才有《黄帝内经》病机十九条对疾病发病机制的认识，才有各家学说的经验积累和理论发展，才有后来中医理论当中非常重要的"气化"的思想。

刚才孟教授的观点，对我们怎么理解五运六气，怎么解读《黄帝内经》的科学内涵非常有帮助，让我们用掌声表示感谢！

五运六气本质是一种规律，同时也是一种套路，一种推步，是实践的规律把握。

听了两位专家的主旨报告，下面半小时进行自由讨论。请大家根据"五运六气的科学内涵、临床价值"的主题，结合孟教授、顾教授的发言，把自己的观点亮出来，力求在相互研讨、互相争鸣中能达成一些共识。

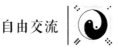

杨炳忻：两个建议

作者简介：杨炳忻，香山科学会议办公室，教授。

我不是中医，也不是西医，我是学核物理实验的。前面两位是中医界德高望重的大师级专家，听了以后非常有感触和启发。先说两句。

第一句，今天二十多位中医界和其他领域专家在这里讨论五运六气，十分有意义。最近几年我关注应用五运六气在临床的疗效，感觉到用与不用是大不一样的。今天我非常积极地来参加这个会议，就是因为它有非常大的临床疗效意义，所以请在座的各位要全力推进五运六气的往前研究和在临床实际的应用。

第二句，是两个建议。第一个建议，在临床上中医界要有顶层设计。五运六气广泛地应用于临床以后的疗效究竟有多大提升，这个非常重要。今天是我们要复兴中华文化、振兴中医的时代，我们要有个好的顶层设计。第二个建议，各位对五运六气的研究可能有不同的看法和思路，要秉承"百花齐放，百家争鸣"的学术风气。对文献的研究是很重要的，但是不能仅仅局限于文献研究。我觉得我们研究五运六气要注重在没有文字之前的文化，比如河图洛书之前已经有阴阳五行了，因为在古时候还没有文字之前我们祖先已经掌握了，否则中华文化为什么在那个时候就那么辉煌。在研究当中不仅要注重有字的文献研究，更要关注在有文字以前的，来帮助我们理解或者更清晰地理论阐述。五运六气是有它的科学依据的，它的依据就是古天文学与天文历法，天文学是全世界公认的第一科学。

陆曙：运气学术研究要注意避免机械性

作者简介：陆曙，医学博士，博士后，主任中医师，南京中医药大学兼职教授，博士生导师，博士后导师。无锡市中医医院院长，无锡市中医药研究所副所长，无锡市龙砂医学流派研究所常务副所长。中华中医药学会心病分会副主任委员，中华中医药学会五运六气研究专家协作组秘书长，江苏省中医药学会副会长。

我对五运六气的接触比较晚，认识也不是很充分，刚才听了顾教授和孟教授的演讲，在理念方面对我很有启发。

五运六气有它的自然科学属性在里面，无论从推步角度来讲，还是从术数角度来讲，如何避免学术上的机械性，是今后在运气学术研究当中需要加以关注和重视的。

听顾教授的发言讲到"天文兴、候气废""天象变化、运气不变"。五运六气的内核应该在候气方面，但是我对候气的认识不是很深刻，所以候气的方法与自然科学属性关系方面，想请教顾老师。

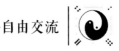

顾植山：五运六气是万古不变的，相关的天象只是某一时段五运六气的工具和符号

五运六气跟天文是有关系的，我们看到大量古代五运六气的著作，包括《黄帝内经》里面都描述了大量的天象，这是古人为了便于交流对气的感受。假如光讲气的话，没有一个大家看得见、摸得着的东西，不便于大家的交流和理解。

古人很聪明，地下感受到什么气了，先来看看天上什么象，再告诉大家看到什么天象就到了什么气了。因为天象运动的周期跟五运六气的周期非常接近，按照现代天文计算，这个岁差大约有 71.5 年，一个人把握了当时的天象跟五运六气的对应关系以后，可以足够用一辈子了。所以一般五运六气的书里面会用天象来讨论运气。

现在距黄帝时代已有 5000 年了，天象也有很多变化，我们看到的北极星已经不是黄帝时代的北极星了，有些专家想按照天文的变化修订五运六气，但是结果不行，还是按照原来的五运六气推算在临床比较可靠，说明古人把握的五运六气是万古不变的，运气理论中联系的天象只是某一个时段五运六气的工具和符号。

肖鲁伟：两个疑问

作者简介：肖鲁伟，浙江中医药大学原校长，浙江省中医药学会会长，主任中医师，博士研究生导师。

孟老师，您的发言里讲到五运六气理论的正式形成是在北宋宋徽宗时期。我们知道《黄帝内经》"七篇大论"是在唐代王冰那个时候补进去的，这两者关系是什么样的？

顾老师，我是临床医生，最关心的是运气学说对临床的指导作用。您刚刚对运气学说的阐述对我理解五运六气非常有帮助，解决了原来存在的一些疑问，比如植物的生长化收藏，在一年时间内交替，特点非常明显，而人体的生长壮老已就不像植物界那样在短时间内显现，但是天象和地气对人体生理病理的影响还是可以体会到的。那么按照今年的岁运，我们在临床上运用五运六气的时候应该注意哪些？

孟庆云：五运六气"七篇大论"成熟于东汉末年，大规模推广于宋代

五运六气形成时，在西汉初年有两派。一派是用五行来推一切，这叫"五行派"，董仲舒、司马迁都是属于这一派的。另外一派是属于推气的，《史记》里就记载了汉代王朔用六气来推一切。

王玉川教授说这两个学派后来融合了，就造成了五六相合。融合之后重点用五运解释每年的变化比较好，其他的成功应验率就低，所以后来用五运推算年的东西。六气主要推一年之变化，就是一年分六气的常规变化和一年分六气的具体变化。这套东西的形成是在东汉。

　　权威的考据学家除了我们医学界的几个人，还包括历史学者李学勤先生，他也研究过五运六气，写过论文，认为五运六气"七篇大论"的成熟时期也是在东汉末年，陈寅恪先生也认为是东汉末年。所以五运六气"七篇大论"是在东汉末年成熟的。

　　"七篇大论"可能有两个作者，经推敲是郑玄和他的弟子宋均，但现在缺一个直接证据。因为那里面有两个人的口气，还有一个老师教育学生的口气。

　　另外，当时统治者对纬书特别反感，谶纬之书都给扫去了。因为这"七篇大论"命名跟纬书有关系，纬书书名也都是三个字，它们很像纬书的风格，内容也都是天地人推来推去。所以当时就给停止了，不允许藏书。

　　一直到唐代王冰把他先师的秘本拿出来，一看《黄帝内经》里面也有这样的思想，他就补充进去了。但是他补充这个挨了很多人骂，说他把原装东西给换了，甚至有人说是王冰自己的。这个时候唐代司天监考核推算每年的气候时，打分就根据运气。王冰是唐代中后期的人物，所以唐代没怎么推行。

五运六气到魏晋南北朝属于隐传期，不能公开传播，到了宋代才大规模地推广。推广的原因有几个：一个是宋徽宗感兴趣，他还写序文；还有，他要求药局司岁备药；另外，医生考试也考五运六气，所以都得好好背诵学习运气。这也促进了以后的发展。

五运六气历代以来都有两派，还有一派认为运气不是《黄帝内经》原装的，推来推去有点江湖味道。这样五运六气本身就出现三派，一派"推理派"，一派"推算派"，还有一派流入江湖。把五运六气干支作为符号，一带入社会现象以后，按照它那个框架一求都能求出来。而江湖派掌握得最熟练，还编出来口诀，用手来演示，很厉害。当然，也有很多推错的，所以江湖派影响不好，也是导致一部分医生以及讲五运六气的人被轻视被歧视的原因。

民国初年连阴阳五行都不敢讲，何况五运六气？河南濮阳陪葬墓里出土的以阴阳格式呈现的陪葬品，证明阴阳的理念至少存在 8000 年了。五运六气在魏晋南北朝隐传之后发展，而且纳入医学、经学、《黄帝内经》，有了很大的影响。

顾植山：推算当年运气，既要看常位，又要看具体的运气情况

推算当年运气，既要看常位，又要看具体的运气情

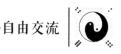

况，常位推算毕竟是个常位。那些江湖派跟《黄帝内经》的差别在什么地方？江湖派掌握了这套推算方法以后直接用于推算，基本不管实际的运气情况。而《黄帝内经》强调要观察实际来的气。比如，2000 年，按照常位寒水司天温度应该是低的，但是，是不是一定低？2000 年我们看到实际天气特别燥热，夏天承德避暑山庄温度达 40℃以上，湖里的水被晒干了，我们可以在湖底行走，特别燥热，为什么跟太阳寒水司天不一致？掌握《黄帝内经》的精神就很好理解。这个运气情况不是常位，但也是运气变化中规律性的东西，把握住不正常的运气恰恰是我们抓运气的关键秘诀，我们 2009 年成功预测了甲型流感也是抓住了升降失常的不正常运气。

用五运六气要实时观察天气的变化，还要实时感受脉象，有的时候我们通过脉象也能够预感到运气来了或者运气不正常。像 2013 年春天，脉象全都是沉的，理论上"春脉浮"，但 4、5 月份那段时间常常一天感受不到几个脉象是浮起来的；理论上"冬脉沉"，但 2016 年冬天运气特别燥热的时候，脉象大都浮在上面。脉象是天人相应的重要窗口，不是单纯的疾病的反映，疾病当然在脉象上也有反映，但运气的变化往往在脉象上反映得更快。

精彩报告 1

主持人（肖鲁伟）： 下面请李灿东教授发言，题目是"五运六气在疾病风险预警中的作用"。

李灿东：五运六气在疾病风险预警中的作用

作者简介： 李灿东，福建中医药大学学术委员会主任、教授，博士研究生导师。兼任中华中医药学会中医诊断学分会主任委员、世界中医药学会联合会中医健康管理专业委员会会长、世界中医药学会联合会中医诊断学专业委员会副会长、入选国家级"百千万人才工程"，被授予"国家有突出贡献中青年专家"荣誉称号。担任"十二五""十三五"国家级规划教材《中医诊断学》主编。

各位专家，我今天给大家简单汇报一些想法！我们理解的"五运"是五个阶段的互相推移，"六气"是观察气候的变化。

健康医学一个很重要方面是疾病的风险预警，五运六气怎么和健康产业结合起来？我思考三个问题：第一，未来健康产业中五运六气能不能用于疾病风险预警？第二，用的过程中怎么体现过程化？第三，怎么和我们个体的人结合起来？因为最终疾病是发生在人身上的。

我们理解中医的疾病风险预警和西医是不一样的，因为西医更多地是把人看成是一个生物体，而中医是把人放在天地之间。从这个角度来看，疾病的风险预警应该是对各种疾病发生发展的各种因素及其内在机制的一种预判。怎么判断病机？病机有一个载体是可以测量的，所以我们引入了这个"证素"的概念，另外，它不仅仅是机体本身发生的病理变化，它应该是在相关因素影响下的，所以应该把这种变化延伸到整个健康状态的测量、预判和预警上。

从这个角度来看，诸多因素都可能和疾病的发生发展相关。第一，是个体健康状态和相关风险因素等。从中医角度来说，不同的状态与疾病的发生发展之间有内在联系，比如痰瘀可能和肿瘤发生之间有联系。第二，是体质因素。不同的因素和先天禀赋条件有关。第三，是现代研究认为的慢病因素，比如像吸烟、饮食不合理等因素。在这个过程中，我们要明确预防重点、健康促进、制定个性化干预措施、效果评价。

前几年奥巴马提出"精准医学"，是基于基因对疾病进行预警，但是基因的问题我们自己是很难干预的。而中医的疾病风险预警是可以通过干预之后，把这些危险因素降下来的。

疾病的风险预警包含几点：第一，先天因素，如禀赋、体质、出生时间，五运六气与人出生的时间有关联；第二，后天因素，如外因、内因、易患因素；第三，环境因素，包括天、时、地。所以把这几方面结合起来，就可以构成新的疾病风险预警模型。

我们目前怎么做预警？首先是采集一个人的健康状态表征参数，包括人本身的症状表征，还包括人外的因素。第二，辨识状态基本要素，包括部位、性质，这要去建一个模型，因为单靠时间推步，很难真正对一个人做出可以测量的风险预警模型，所以它一定要基于基本要素。第三，建立病和证之间或者状态和病之间，就是病证相关或者状病相关的模式。五运六气通过对健康状态相关的部位和性质的时间、有无、程度的预测，再把这个因素叠加上去，就可以形成对疾病风险的预警。包括对未病或者欲病的病证预警，也包括对已病的一些诊断，还有生病以后发生的演变趋势或者规律。

第一，对个体健康状态的预警。人是受这些因素影响的：①他出生时的运气特点与体质和疾病有关系；②一个个体可能得什么疾病，跟他的出生时间也是有关系的，病情的发生发展和出生时间有关；③出生时候的

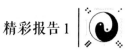

运气和时运对病位、病性的影响。

第二，对每年气候变化推测以对疾病的预警。包括：①大运对每年气候变化推测；②主运对每年气候变化推测，把疾病发生和流行情况结合起来；③客运对每年气候变化推测；④主气对每年气候变化推测，客气、司天、在泉对每年气候变化推测，把它和疾病发生以及流行情况结合起来。把这些因素叠加以后，再与人的生理、病理、状态特点结合起来，对疾病进行预判，也可以对它的发展趋势进行预判。同时，在此基础上进行干预，测量出风险因素程度是不是下降。

第三，运气在疾病发生过程中对病位、病性的影响可以用于疾病的风险预警。

我就简单给大家汇报这些，谢谢大家！

主持人（肖鲁伟）：下面请苏颖教授发言，题目是"基于五运六气理论对长春地区六十年气象资料与六气时象问题的相关性研究"。

苏颖：基于五运六气理论对长春地区六十年气象资料与六气时象问题的相关性研究

作者简介：苏颖，长春中医药大学基础医学院院长，二级教授，博士研究生导师。全国中医药高等学校教学

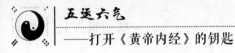
名师，中华中医药学会内经学分会副主任委员，中华中医药学会五运六气研究专家协作组专家。长期致力于《黄帝内经》五运六气理论与运用研究，在气候与疾病相关性的研究方面取得了创造性的成果，创建的"五运六气教学基地"集教学科研于一体，成为国内外学术交流的重要平台。

今天机会非常难得，我把我们近几年研究的情况向各位专家汇报一下。

近几年来，我们有关五运六气的课题有十几项，大都是通过对吉林省、辽宁省、黑龙江省六十年相关气象资料、流行病调查资料的统计分析，对外感病、温疫类疾病、五脏病发病规律、五运六气相关理论问题、五运六气时象等问题进行研究。

今天跟各位专家汇报"基于五运六气理论对长春地区六十年气象资料与六气时象问题的相关性研究"。

一、大寒日、立春日六气起始时间问题的研究

我们做了长春地区 1951—2010 年平均气温折线图，之后把 59 个参考点与大寒日、立春日画了差值折线图（如下图）。

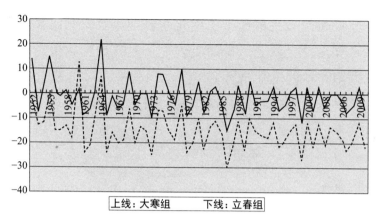

上线：大寒组　　　下线：立春组

结果显示：59 个参考点中，有 52 个参考点分布在大寒日轴心附近，7 个参考点分布在立春日轴心附近。以长春地区气象数据为参考，大寒日与立春日相比较，大寒日较适合选定为六气起始时间。

二、六气时段与气象因素问题的研究

这是 60 年平均气温折线图（如下图）。

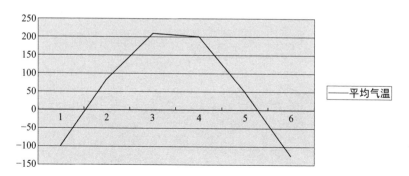

——平均气温

最高气温显示在三之气和四之气，最低气温显示在终之气，符合二之气少阴君火、三之气少阳相火、终之气太阳寒水的变化规律。

日降水量折线图是这样的（如下图）。

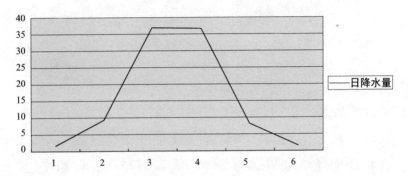

最大日降水量集中在三之气和四之气。五之气时日降水量值偏低。这正好与四之气太阴湿土、五之气阳明燥金的气化规律相符。

这是平均水汽压折线图（如下图）。

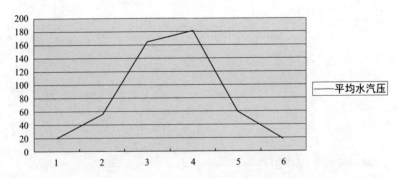

图中显示：四之气时的平均水汽压明显高于其他五

个时段，五之气时数值较低。这与四之气太阴湿土、五
之气阳明燥金的气化规律符合。

这是平均相对湿度折线图（如下图）。

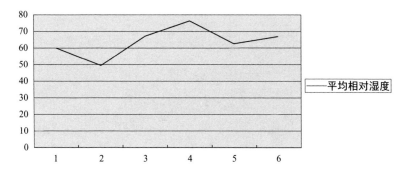

图中显示：四之气时的平均相对湿度明显高于其他
五个时段，五之气时数值较低，与四之气太阴湿土、五
之气阳明燥金的气化规律符合。

这是平均风速折线图（如下图）。

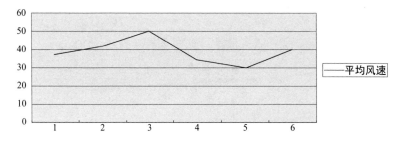

图中显示：各气之间存在显著性差异。三之气时平
均风速的数值高于他五个时段，五之气时最低，与初之
气厥阴风木的气化规律不符合。

三、大司天理论气象数据分析的印证

这是平均气温散点图（如下图）。

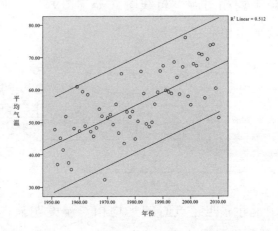

通过直线性分析发现，平均气温与时间存在直线性相关，且为正相关。平均气温在 60 年的气象观测中有上升的趋势。

这是平均风速散点（如下图）。

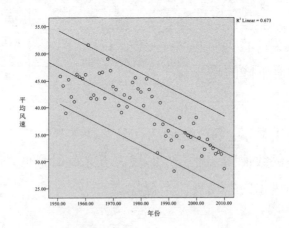

通过直线性分析发现，平均风速与时间存在直线性相关，且为负相关。平均风速在 60 年的气象观测中有下降的趋势。

　　这是平均相对湿度散点图（如下图）。

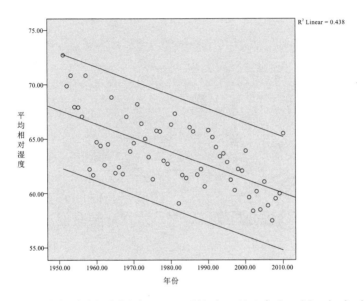

　　通过直线性分析发现，平均相对湿度与时间存在直线性相关，且为负相关。平均相对湿度在 60 年的气象观测中有下降的趋势。

这是平均水汽压散点图（如下图）。

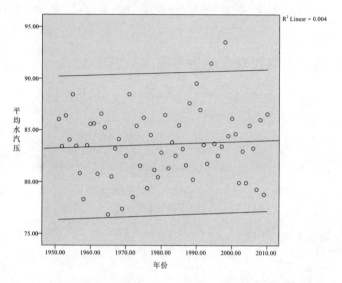

通过直线性分析发现，平均水汽压与时间不存在直线性相关。

这些图的研究结果显示：平均气温在 60 年气象观测当中有上升的趋势，平均风速在 60 年气象观测当中有下降的趋势，60 年平均相对湿度有下降的趋势，平均水气压与时间不存在直线性相关，日降水量也不存在直线性相关。从气象角度可以印证大司天的存在，其他问题有待进一步研究探讨。

讨论一：大寒日与立春日六气时间起始问题。

1. 大寒日是六气起始时间。这个从长春地区来看有一定的相关性。冬至日是天道，大寒日是人道，立春

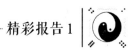

日是地道，这是从不同的角度而言。从长春来看，将大寒日作为六气起始时间还是比较合适的。

2．研究中发现的问题。气象变化受地理环境和地理位置的影响，六气起始的时间问题涉及六气内其他各气的关系。在我们长春地区把立春日作为起始点好像证据稍微有点儿不足。

讨论二：六气与气象因素问题。

六气理论气象模式与统计方法研究当中，六气没有量化的标准，用气象因素研究六气理论时还没有参考值。气象因素有很多干扰因素，六气与气象之间有交叉和重合。

讨论三：大司天问题。

1．存在不表现线性关系的气象因素。一是气象因素本身，二是数据分析方法的适应性，三是数据的多次处理。

2．大司天问题的现代研究，要从中医学术流派形成的自然气候背景研究，需要长时间资料积累，需要从更广阔的天文背景加以研究。

请大家批评指正，谢谢！

主持人（肖鲁伟）：下面请贺娟发言，题目是"《黄帝内经》周期思想的思考"。

贺娟:《黄帝内经》周期思想的思考

作者简介: 贺娟,教授、博士生导师,北京中医药大学中医学院副院长,北京市教学名师,中华中医药学会内经学分会副主任委员兼秘书长。国家级规划教材《内经讲义》主编,卫生部"十三五"规划教材《内经理论与实践》主编,国家级规划教材《中医运气学》副主编。主持国家自然基金面上项目3项,均为中医运气理论研究项目。

给大家汇报一下我对"《黄帝内经》周期思想的思考"。

周期是事物或现象循环出现的时间间隔,真正在循环的不是时间,而是万物。昼夜的交替、月相的盈亏、季节的变换是周期的标志性事件。

《黄帝内经》的周期性思想包括自然周期(自然节律)和人体周期(生物节律),日、月、年等周期,是人与自然都具备的,体现了中医"天人合一"的思想,但也有一些周期是二者分别具备而对方没有的。

一、日周期 - 日地关系

第一,《素问·生气通天论》等篇章都在反映昼夜交替变化,由于它反映的是日地关系,也就是太阳和地球的关系，且太阳主体是一个热能的阐发，所以最终它表现出来的人体生命节律的变化依然以阳气的升降为主体。

第二，人体自身的周期规律，反映出来一天当中的变动关系。卫气受昼夜影响，也就是和自然是同步的。但是营气不存在自然对它的影响，它通过自身表现出来一个运转周期。

《灵枢·营卫生会》曰："营行脉中，卫行脉外，营周不休，五十而复大会，阴阳相贯，如环无端；卫气行于阴二十五度，行于阳二十五度，分为昼夜，故气至阳而起，至阴而止。"营气有"一昼夜五十周于身"的运行规律，是人体自身的规律，卫气则有"昼行于阳，夜行于阴"的规律，与自然界阳气的升降相应，并且卫气的运行主导着人体睡眠、觉醒的周期活动。

二、月周期－月地关系

此主要反映人体血气的盛衰盈亏。《素问·八正神明论》曰："月始生则血气始精，卫气始行；月郭满则血气实，肌肉坚；月郭空则肌肉减，经络虚，卫气去，形独居。"

《灵枢·岁露论》曰："月满则海水西盛，人血气积，肌肉充，皮肤致，毛发坚，腠理郄，烟垢著，当是之时，虽遇贼风，其入浅不深；至其月郭空，则海水东盛，人血气虚，其卫气去，形独居，肌肉减，皮肤纵，腠理开，毛发残，䐃理薄，烟垢落，当是之时，遇贼风则其入深，其病人也卒暴。"《灵枢·岁露论》有"三虚"——"乘年之衰，逢月之空，失时之和"。

这些表达的是血气的周期性变化，也就是说日地关系是阳气、月地关系是阴气。

三、年周期－日地关系的呈现

此包含以下几种关系：一个是四季周期，一个是五时周期，另外一个是十二月周期，还有一个是以十天干为工具形成的古十月历。十月历天文学家陈（久金）先生也曾发文章认同这种观点，认为年周期有这么几个周期关系。

第一，四季以阳气的升降为主线。虽说是阴阳升降，核心还是阳气升降形成的周期规律。

第二，以五行作为分界，一年五分法的周期关系。《素问·金匮真言论》曰："所谓得四时之胜者，春胜长夏，长夏胜冬，冬胜夏，夏胜秋，秋胜春，所谓四时之胜也。"《素问·六节藏象论》认为"所谓得五行时之胜"，直接将五个季节称为"五行时"。

五行相生只有在季节的转换上才能成立，这也形成一种新的观点，即五行就是对中原地带五时气象特点的抽象概括。为什么？因为它在解释五行相生时是非常圆

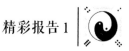

满的，这里面可能也会存在一些其他问题，我们就不多说了。

第三，十二地支与十二月。《素问·脉解》和《灵枢·阴阳系日月》等篇章都把十二地支与十二月相结合，就是正月对应寅，三月对应辰，这和夏历是一体的。

第四，以十天干为工具的古十月历。我写这篇文章比较早，文章的出发点是解释《素问·脏气法时论》中"肝主春，足厥阴少阳主治，其日甲乙，肝苦急，急食甘以缓之"等一系列的概念，但是当时在古代文献中没有找到十天干记日，所以用天数解答十天干的标识存在一定障碍。后来查了文献，我认为这个应该是古十月历，以十天干来规范，将一年划分为 360 天，一个干是 36 天，这样甲乙两干就是 72 天。所以"肝主春，足厥阴少阳主治，其日甲乙"就应该是甲乙两干合起来。这个所谓的"春"应该就是 72 天的概念。所以，这个地方的长夏不应该是 7 月 7 号到 8 月 6 号，应该是戊己两干合起来，依然是 72 天。"肝见庚辛死，心见壬癸死，脾见甲乙死，肺见丙丁死，肾见戊己死，是谓真脏见皆死"，也应该是古十月历的呈现。

四、关于六十年周期的几个基本看法

1. 六十年周期形成依据：行星与恒星影响的结果。《素问·五运行大论》中"五气经天"这段文字，描述了五气经天穿梭在恒星的二十八星宿之间的内容。另外在《素问·天元纪大论》的篇章中也有一段描述非常经典，就是"太虚廖廓，肇基化元，万物资始，五运终天，布气真灵，总统坤元，九星悬朗，七曜周旋"。九星是九个星体，七曜是五大行星加日月。所以古人对六十年周期基本形成的认识应该是和年、月、日等这种固定周期的认识是类似的，它们都是由天文学背景或者星象变化决定的。

有段文字非常经典，即"夫子之言岁候，其不及太过，而上应五星"。这个"五星"显然就是木星、火星、水星、地球、土星这五大行星，五大行星运行的状态不一样。顾（植山）老师有一个观点我非常赞同。我们现在总说五运六气对生命活动的影响侧重于气候对生命的影响，我认为它们实际上是同步的。即天文背景的五运六气直接影响气候，但自然万物、生命活动都在五运六气影响之下，而气象对人体的影响是在运气直接影响上的叠加。

以上描述的是五大行星，后面"以道留久，逆守而小，是谓省下"等论述，是说光芒的强度对大气气化的影响。"茫而大倍常之一，其化甚"是光芒超过正常亮度一倍时对大地气化的影响；"大常之二，其即发也"，超过两倍时就会发生相应的灾害，就是太过了；"小常之一，其化减"，如果它的亮度不够的话，气化是衰退的；"小常之二，是谓临视，省下之过与其德也"；"岁运太过，

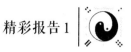

则运星北越"，就是指某运太过时，它对应的天上的星会北越运转；还有"运气相得，则各行以道。故岁运太过，畏星失色而兼其母，不及，则色兼其所不胜"，这是对行星影响运气结果的表达。

2. 六十年周期导致季节周期气候的变异。六十年周期还有一个特殊之处，就是人体并没有与之相应的生物节律，相反它却是正常生物节律的"破坏者"。所以从《黄帝内经》全书的格局来看，六十年周期的论述是《黄帝内经》在依照年、日的周期完成"生理学"理论构建后所进行的"病理学"探讨。春夏（长夏）秋冬，不失其序，是自然界之常；心肝脾肺肾，五化均衡，是人体之常，也即生理；春不温、夏不热、秋不凉、冬不寒是自然界之变；人体的脏气失衡则是人体之变，也即病理。而六十年周期恰恰是导致年周期异常的因素，五运六气学说要解决的一个核心问题就是季节节律的变异性。

3. 理论上，六十年周期同年周期一样，亦存在一定的变异。有一些批判六十年周期的说法在逻辑上是不科学的，有人拿现实中发生的事件和五运六气推算的情况之间存在的不符来否定六十年周期的存在，这样的思路忽略了六十年周期的变异性。如果用同样的思路去研究年周期，有可能得出年周期也不确切存在的结论，因为年周期也存在相当程度的变异性，而六十年周期的变异性要远大于年周期。

4．周期越小，稳定性越好。《黄帝内经》认为六十年周期是客观存在的，所有的周期均有稳定性和变异性这两个特质，无论是较小的日、月、年周期，还是较大的六十年周期，都存在稳定性和变异性的差异，小的周期稳定性强，大的周期稳定性差，并且大周期是小周期的破坏者，如年周期、季周期是昼夜周期的破坏者，六十年周期也应该是年周期的破坏者，它有这么一个层次性。年周期也是这样，四季轮回是其稳定的基本节律，但是年周期也存在一定的变异，这个变异靠六十年周期影响、打破。

五、关于《黄帝内经》时间周期思考的结论

第一，周期的形成，主要是日、地、月等星象影响的结果。

第二，六十年周期同其他周期一样，主要源自天文、星象的影响，行星的变化应是其主要的变化依据。

第三，周期既有一定的稳定性，又有一定的变异性，相对而言，小周期比大周期稳定，大周期常常是小周期的破坏者，如年周期可以是日周期的破坏者，而干支周期又是年周期的破坏者。

六、关于运气研究的进展

本团队主持国家自然基金项目4项，如下。

1．北京地区 60 年疫病发生、气象变动规律与五运六气理论关联性研究，2010 年 1 月至 2012 年 12 月。

2．北京地区 60 年气象变动、疾病的中医证型与五运六气理论关联性研究，2012 年 1 月至 2015 年 12 月。

3．基于数据分析的干支运气与人体质及疾病罹患关系研究，2016 年 1 月至 2019 年 12 月。

4．基于数据挖掘和实用性随机对照试验的五运六气临床价值评价，2016 年 1 月至 2018 年 12 月。

主持人（肖鲁伟）：下面请邢玉瑞发言报告！题目是"运气学说的科学性探讨"。

邢玉瑞：运气学说的科学性探讨

作者简介：邢玉瑞，陕西中医药大学二级教授，博士研究生导师，国家中医药管理局及陕西省重点学科中医基础理论学科带头人。长期从事《黄帝内经》《中医基础理论》《中医思维方法》等的教学和科研工作。兼任中华中医药学会内经学分会副主任委员。

首先感谢顾（植山）老师的盛情邀请，关于运气的会我是第一次来参加。前面各位都是运气的研究者，而我是运气的学习者。

今天会议的命题是"运气学说的科学内涵与临床应

用",我思考的问题有以下几点。

一、研究运气学说科学内涵应该有个共同基础

这个共同基础应该有以下两点。

第一,我们要对"什么叫运气学说"有一个共性的认识。我认为核心的是用还是不用干支符号去推演,这个大家一定要达成共识。

第二,我们对科学理论的评价标准要有一个共识。评价标准有四点。第一点,经验检验。孟(庆云)老师提到了经验资料和推演格局,这样就有一个问题出来了:运气学说的经验资料和推演格局是什么关系?运气学说六十年大周期要形成理论的话,观察的时间最少是120年。第二点,逻辑的一致性。第三点,简单性。第四点,预见性。有了这四点我们就说它有一定的科学价值或者科学性。

二、运气理论存在的问题

第一,如果说运气理论是用干支符号推演的学说,那么干支的天文学依据是什么?它有没有天文学依据?今天我听顾(植山)老师提到这个按候气来做,尽管天象变化,但运气的规律万古不变,脱离了天文的问题。这里面也隐含一个问题,就是我们的候气受不受天文变化的影响?比如说太阳黑子活动对候气有没有影

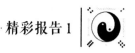

响？巨大的气候灾害对候气有没有影响？候气和干支的推演又是什么样的关系？

第二，假设干支推算有天文学依据，那么天文的变化和气候的变化是什么关系？天文的变化仅是气候变化里面比较小的一个影响因素，而气候的变化涉及大气圈、水圈、岩石圈、冰雪圈、生物圈及非线性关系等很多复杂的因素，况且至少近 50 年研究的结果是人类对气候变化的影响远远超过自然因素。

第三，平气推算的依据和一致性问题，比如六气的起始日到底是立春还是大寒。

第四，运气预测的必备要素有哪些？必须有三个要素：时间、地点、事件性质和程度。三者缺一不可。比如我宽泛地说"明天有地震"，这个话百分之百准确，为什么？因为我没有说地震地点和地震等级，按照发生的频率来讲，地球上明天肯定有地震。

第五，极端的气候事件与运气学说的关系。我做过统计，它是不大符合的。

第六，气候变化与疾病流行的关系是什么？刚才李（灿东）校长提到，疾病的发生是一个很复杂的网络关系，但我们把运气的关系搞成了线性的关系，就是天象是 X，气候变化是 X 类型，导致疾病是 Y，就完了。

三、在运气研究中值得注意的一些问题

第一，运气缺少概念的一致性。比如运气和时间医学有什么关系？和气象医学有什么关系？苏（颖）老师的数据统计里面统计的是主气，主气是不需要干支符号推算的，说白了主气就是二十四节气，你研究的就是气象变化和疾病的关系问题，和运气没有关系。比如运气学说和"七篇大论"有什么关系？"七篇大论"讲的是不是都是运气？也值得我们思考。《易经》本来是算卦的书，但是好多人不把它作为算卦书而是作为哲学书去研究。

第二，运气研究过程中复杂性问题认识的简单化。①气候系统是一个复杂的系统，我们把它搞得很简单；②人体是开放的复杂系统，我们也把它搞得很简单。

第三，科研方案设计欠合理。大概表现为几方面。①缺乏对照组或者对照组设计不合理。②相关判断标准不统一，比如六气的起始日问题、六气推演与气候变化的判断标准、六气推演与发病的验证判断问题。③科研里面样本量不足，只用部分案例去说明事实。杨（炳忻）老师刚才提了建议，要开展顶层设计。④研究结果相互矛盾，很多发表的关于运气学说研究的论文，结果是相互打架。⑤研究结论不符合逻辑，主要表现在：一是结论的依据不充分；二是概念不清、错下结论；三是从典

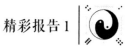

型案例错下结论。⑥模式推演的低水平重复很严重，都是拿《黄帝内经》那套东西推一下，比如拿干支符号推演出来今年（运气）怎么回事。⑦科学精神欠缺，评价过高。⑧研究过程中的理论源流搞颠倒了，比如太极图的思想渊远流长，但是没有人研究这个图出现在什么时候，现代人反而把这个图作为思想产生的源头去研究。

四、结论

第一，运气学说的思想是对的，在研究方法上我们可能得另辟蹊径。

第二，科学的研究是从问题开始的。有一年我在北京大学听陶教授做的一个关于气功的报告，有个博士生提了一个问题，说这个气功讲得不怎么样。陶教授的回答让我记忆犹新，他说："科学就是要研究未知。"从这个角度来讲，运气学说也是值得我们研究的。

我还有一条建议，研究过程中大家要看看大气科学现在怎么做、做到什么程度。

谢谢大家！

主持人（肖鲁伟）：下面请陆曙教授发言，题目是"运气学说传承与创新的科学内核与理论实践"。

陆曙：运气学说传承与创新的科学内核与理论实践

谢谢主持人的介绍！我对运气学说的感受比较粗浅，借此机会就我对运气学说的认识谈一些个人的想法，题目是"运气学说传承与创新的科学内核与理论实践"。

《中华人民共和国中医药法》自 2017 年 7 月 1 日起正式施行。在此背景下，中华中医药学会主办"中华中医药学会五运六气研究（北京）峰会"意义重大。《中华人民共和国中医药法》指出："发展中医药事业应当遵循中医药发展规律，坚持继承和创新相结合，保持和发挥中医药特色和优势，运用现代科学技术，促进中医药理论和实践的发展"。这是我们搞好运气学说的一个指南和方法。

运气学说是中医理论的基础和精髓。五运六气学说的精髓在于"天人相应"，反映了自然变化的周期性规律及其对人体生理、病理和疾病预测、防治的动态过程。运气学说的传承与创新研究，具有原创性、传承性、创新性、科学性和实用性，是现代中医理论与临床实践发展最为重要的切入点之一。

一、运气学说理论的原创性与传承性

五运六气的系统理论论述，出自唐代王冰所注《素

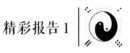

问》的"七篇大论",但是其形成则肇始于上古文化与炎黄文明,具有基于自然事实和规律的观察、分析、归纳和应用的真实原创性。运气学说约占《素问》篇幅的三分之一,体现了中医学以"天人相应"为核心思想的传承性,"运气学说是中医学基本理论的基础和渊源"(方药中),"中医的气化学说、藏象学说、病机学说及诊治学说皆渊源于运气学说"(杨力)。应用运气学说中的三阴三阳开阖枢理论,能够较为清晰地阐述《黄帝内经》与《伤寒论》"六经辨证"及《温病》"卫气营血辨证"模式之间的内在关系(顾植山),可见五运六气学说是中医理论的源头和传承基础。

二、运气学说临床的传承性与实用性

任何学说仅仅有理论的传承而无实证及其应用都尚不足以有强大的生命力,运气学说也不例外。运气学说的实用性和临床应用,是其传承不息的动力所在。

以发源于无锡江阴的"龙砂医学流派"为例,该流派有"运气学说、伤寒经方、养生膏方"三个学术特色,其中最为核心和重要的就是重视运气学说的临床运用。自明以来,龙砂医学流派的众多医家有关运气的著作、医案、医论精彩纷呈。《无锡金匮县志》记载明代无锡医家徐吾元"论运气颇精博";明代吕夔著有《运气发挥》;清代龙砂姜氏医家善用"三因司天方"治疗内伤外感的各种疾病；《龙砂八家医案》中，留下了多位医家应用运气思路或直接用"司天方"的宝贵医案；《张聿青医案》中还载有运气膏方医案。

特别值得一提的是，王旭高撰有《运气证治歌诀》，他的《环溪草堂医案》中记载了许多运气医案，提出临床须"明岁气天时"，主张灵活运用运气学说，认为"执司天以求治，而其失在隘；舍司天以求治，而其失在浮"。王旭高的学生方仁渊对运气学说也多有研究，《倚云轩医案医话医论》中记录了许多精彩的有关运气的医案、医论。

近年来，随着人们对运气学说认识的深入，临床运用以及相关的研究论文也越来越多，《中国中医药报》还开设了"五运六气临床应用"专栏，里面有很多精彩的治验，具有很好的借鉴价值。"无锡市龙砂医学流派研究所"特色门诊的亮点之一就是运用运气学说指导临床诊疗、养生"治未病"，从临床实际看确有其实用价值。当前，全国乃至世界也都有一大批潜心研究与应用运气学说的学者和医家、传承者和成就者。从中医医学流派形成的角度而言，运气学说成就了"龙砂医学流派"，而"龙砂医学"，则是在临床实践和理论的传承中，推广弘扬了运气学说。

三、运气学说研究的科学性与创新性

五运六气学说秉承的是"天人合一"的生命理念，

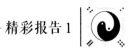

源于对世界的真实经验、实践及以此为基础的天文学、气象学、生物学、灾害学等方面的知识。因此，其基点即便从现代科学的定义来看，也属于科学的范畴。然而由于其机械的干支符号推演，自古以来人们对其合理性、实用性和科学性都有非议。究其原因，一是《黄帝内经》运气条文文辞艰涩，曲高和寡，传承教学水平欠缺；二是在封闭系统内研究，从理论到理论的推论假说，很难融入和体现其科学性；三是存在机械、非动态以及唯心、神秘化的不良学风。

运气学说涉及天文、历法、物候等多方面，应该在传统传承研究正本清源的基础上，组织多学科力量创新研究。国家中医药管理局专项课题"运用五运六气理论预测疫病流行的研究"、国家"十一五""十二五"科技重大专项子课题等相关研究方法及其成果，从一个侧面证实运气理论的科学性及其对疫病预测与防治的可能性。此类应用性基础研究，注重实用性，顺应现代疾病防治需求，联合自然科学多学科攻关，应该是运气学说科学创新的有益尝试和研究方向之一。

运用运气理论，应坚持科学观、动态观，因为"时有常位而气无必也"，运气学说不是简单的、机械的常位推算，应注重实际气候特点，多因子动态合参，避免将运气学说庸俗化、神秘化、机械化。今后应注重通过回顾性和前瞻性研究，发挥运气学说在流行性传染病以及难治性、多发性疾病防治中的作用。

如何科学地传承，在传承中实践，在实践中创新发展运气学说任重道远。今天的中华中医药学会主办的高峰会议是运气学说传承与创新的高层次交流平台，这里有不同学科、不同见解，大家可以"百家争鸣，百花齐放"，也可以"各美其美，美美与共"，更可以"和而不同"。

最后，我们由衷地希望能够在中华中医药学会的领导下，筹建"五运六气学说分会"，以冀运气学说的传承发展、临床应用、科学创新走上规范有序的学术之路。

主持人（肖鲁伟）：非常感谢五位学者对五运六气做的精彩发言！大家针对五位学者的发言有什么问题？

杨炳忻：太赫兹波探测器测到了气功发功

刚才前面很多专家都谈到气，我严肃地、认真地向各位报告我们中国中医界最近研究取得的一个重大成果。

今年4月份我两次到江西中医药大学学习、考察，基础理论学院章院长他们用德国进口的太赫兹波（或叫太赫兹光子）探测仪器检测到了气功师发功时发出的太赫兹波能量的物质辐射。

我本人是搞实验核物理的，在繁杂的实验数据中提取真实物理信息，得到物理结果，包括数据模拟等是我的强项。第一次到江西中医药大学是去考察实验结果的可靠性，第二次是带了几位朋友去试一试。我们发现练功者在不发功时没有特殊信号，与常人辐射水平同等，而在发功状态时，信号强度会几倍甚至十几倍地长上来。章院长曾经邀请了中国健身气功协会的七八十位练功者进行测量研究，发现练功者的层次不同、发出的太赫兹波的辐射强度也不一样。

翁超明：三因致病

作者简介：翁超明，副主任医师，北京五运六气医药研究院院长。

我来自临床，刚才听了几位专家讲的内容，觉得核心是对于中医的"病"的认识。什么能导致发病？《黄帝内经》的原意实际是"天、人、邪三因致病"。在这样的框架下我们才谈病。我们设计的研究课题是立体的而不是线性的，这恰恰是我们中医科学的先进性，我们真正把天的因素、人的因素和邪的因素综合起来考虑。

天的因素不光是六气，还有主运、客运、主气、客气、人的变化等常量、变量等，所有内容加进去，就构成了非常立体的复杂结构，而不是线性思维，这恰恰是中医优势的部分，这是对病因的认识。

如果我们对病的认识本身就是线性的，那我们设计出来的研究就是线性的。像孟（庆云）老师讲的，五运六气包含三部分，即历法、推演、应用。临床上我们必须综合运用，必须有推算。每个时间都是有其特殊性的，比如一天当中的时辰和一年的岁。什么叫"岁"，天气始于甲，地气始于子，也就是说天干地支决定了不同时间特定气运的含义，这个不能丢。通过司天在泉、六气变化这些推算，我们才知道常位和变化，不知道常就不知道变。这个是在科研和临床当中设计的一个思考点。

张晋－柯资能：六十甲子上、中、下三元理论探讨

作者简介：张晋，中国中医科学院西苑医院主任中医师。

柯资能，中国科技大学副教授，硕士生导师。从事中国科技文明史、象数学、中医五运六气研究。2004年春加盟顾植山教授负责的中医药管理局"关于五运六气与传染病预测的 SARS 特别专项"，随后又一起承担"十一五""十二五"国家科技重大专项的相关研究任务，做预测预警的基础工作，取得良好效果。主要贡献：在邵雍干支系统中引入五运六气解释，对历史上的六气大司天理论进行修正和推广。

张晋：我是一位临床医生，非常高兴能有机会在这里听会。我发现几位教授做的科研都是关于六十甲子

的。甲子还分上、中、下三元，我不知道你们这六十年有三元的变化吗？因为吴鞠通说"我生在中元，晚年时在下元，所以会有多燥多寒"。历史上关于五运六气、六十甲子的内容讲得比较多，好像关于三元的内容讲得并不多，不知道各位专家能否指点一下？

柯资能： 三元甲子来自玄空理论，三个甲子分上、中、下三元，比如我们现在处于下元甲子，它从1984年开始，一个元再分三个运，即七、八、九运，现在我们处于八运。往上是四、五、六运，是从1924年到1984年，再往上是一、二、三运，是从1864年到1924年，这就是三元九运。这个"三元九运"在玄空理论上用得比较多，据说用得还比较有效。在中医领域有一些明清医家用过，但是没有看到解释得特别成功的例子。

张晋： 但是吴鞠通写《温病条辨》的年代，温病流行，晚年时，燥气多，故而做《补秋燥论》。吴鞠通的生活年代分属两个甲子周期，其临床处方受气候变化影响。后期因没有人活到上、中、下三元，故在对伤寒注解时，每个人的理论会有不同。您是搞天文的，在临床上是不是也有这种影响？

柯资能： 对，这个要做大的统计。

张晋： 现在天文气象数据有多少年了？

柯资能： 70年左右。

张晋： 不够三元？

柯资能：不够。

杨炳忻：讲得非常对。中医理论是源于实践，源于古天文学的研究成果，包括阴阳五行、天干地支与奇偶之数等大自然规律。它是从哲学理论的高度概括，既是对过去的总结，也是对今后的预示。

肖鲁伟：新发现的离子通道和经络学非常接近

刚才杨（炳忻）教授讲了个例子，很好，很有说服力。我们浙江最近刚刚开了一个会，会上一位搞物理的教授的发言很吸引人。他说我们的手机可以给你提供非常多实用的应用软件，专家们能搞得清楚这些应用软件的机制和软件之间的联系，但是我们用的人就不必也没有可能去搞清楚这些，我们只要会用，用得顺手即可。这位教授是研究粒子的，他给实验动物打了荧光剂后，发现了一个除了淋巴管、血液系统、神经系统外，以前没有见到过的通道，他认为这是粒子通道。其走行与中医的经络非常相近。所以对待中医，你首先要相信，在相信的前提下去用，在用的过程中去悟，在用和悟的过程中，借助现代科学技术会有一些新的发现。我们也期待物理学和化学有新的发现，给中医理论提供新的证据，为理论创新做出贡献。

这位教授在会议上展示了实验动物身上显示出来的

新的类似于经络走行的照片，这些照片很振奋人心，因为我们不是搞物理学、化学的，我们不能证明它的真实性。但是我们见到了照片，也相信这是个新发现。

张晋：我们医院有气功科，气功科专家的科研项目包括：气功发功前后及气功对病人进行功法治疗前后，红外温度的变化。不论您是否认可当时研究的科学性，不论五运六气是否被承认，是否被认为"科学"，运气它就存在那里。这个是中医象思维和数思维的辨证关系。我的一个同学是中国暗物质研究首席专家，他说我们目前能认识到的物质，不过只占5%，还有95%的暗物质，我们目前无法"看"到真面目。希望科学跑得快些，赶上中医。用容易被认可的"数"证明"象"的科学性。

杨炳忻：我刚才所说的太赫兹波的测量用的是全世界公认的德国进口的太赫兹测量仪器。我认为这是中医界的重大科研成果。

毛小妹：五运六气要引领中国文化走出去

作者简介：毛小妹，世界中医运气学会会长（美国）。

我是毛小妹，来自美国纽约。2009年，我们在美国纽约州注册成立了"世界中医运气学会"，是世界上第一个五运六气学术组织。今天上午我向国内的各位老师专家学到了很多。

中医讲"急则治其标，缓则治其本"，这话很不好翻译，不便与病人沟通。我用"最后一根稻草压倒骆驼"来比喻"标本"病因，能更准确地表达运气致病的两个层次。

"稻草病"指运气压力，是致病诱因；"骆驼病"指"体质偏性"，是从小就有的特征。二者叠加而发病。

好的医生，所谓"上工"，就会熟知这两个层次的病因，先用"运气方"之类的预案，去除压倒骆驼的稻草，让骆驼先站起来。临床上很多经过一次针灸就能治愈的痛证，大都属于这一类。特别是年轻人，初发病者，这个"稻草病"疗效很神奇，甚至经一次治疗就能使其从担架上走下来，走回家。而有些病人症状虽与年轻人一样，用的也是同样的方，但疗效却只有60%左右。剩下的40%症状就是"骆驼病"，需要多次治疗，治好了还会复发。这与体质有关。这说明五脏功能早有强弱差异，阴阳经络常常处于一种失衡的状态，表现出某种体质特征，可伴随一生。比如生在冬天、火运不及或是水、土、金运太过之年，如辰戌丑未之年的人，因体质中有"民病寒湿"的偏性，可能很年轻就怕冷，有颈肩腰腿痛，或腹泻，或女性有痛经等症状；遇到气候寒湿或饮食寒凉，会诱发或加重症状；随年龄增大，以上症状又会呈季节性发作或反复发作。六气中的"太阳寒水与太阴湿土"格局，是"寒湿"的体质因素，当下再遇寒湿的致病因素，与太阳经和太阴经发生了同气相求、同频共振的效应。用辛温药解表之后，还要用艾灸、中药继续温中散寒化湿。我认为，最好的医师，是在减轻骆驼的压力后，让它永远保持承受一根稻草的压力而不倒下。

"智者求同，愚者求异"，《黄帝内经》中的五运六气把六十年中的 360 个时段的气候、物候、民病特征都说清楚了。我们又通过 18 年连续测量人体经络井穴、原穴，10 年直观红外热断层扫描图的气血分布，总结发现了区分"骆驼病"还是"稻草病"的视觉特征，且每年都会提出有针对性的治疗预案。

大概在每年 4 月可以测得人群对运气影响的共性特征，然后确定当年哪条经络出现偏差。病人可能没有明显的对应症状，但是经络测量是失衡的。我们选择针灸 1～2 个要穴，即可见效，普遍能调平多数人的经络。一个食疗方可适时帮助天下人的"稻草病"。这就是五运六气落地的预案思路。

杨炳忻：我是搞实验物理出身的，5 年前我看凤凰卫视新闻报道时，偶然看到一条新闻，美国（前）总统奥巴马在美国中西部一所不出名的大学访问，他在演讲当中说了两句话，让我印象非常深刻。第一句话："我们美国今后要进一步加强现代科学技术的研究，要保持我们美国在这一个领域的全球引领地位"。第二句话："我们美国今后还要进一步加强神秘科学的研究……"这句话使我非常震动。只有美国总统才能讲出这样的话。显然，奥巴马把现代科学知识还理解不了的中医学归入了神秘科学。我认为，现代科学知识只是我们人类总体知识的一部分，或者甚至只是一小部分，还有很大一部分我们今天还没认识到。

精彩报告 2

主持人（张登本）： 下午第一位发言人是杨力教授。杨力教授对中医和传统文化做了很多贡献，著作颇丰，学术上很有造诣，是我们中医人的骄傲，也是中医女同胞的骄傲，下面请杨（力）教授做演讲！

杨力：运气学说对中医学的巨大贡献

作者简介： 杨力，著名易学家，中国医易学创始人，中国象数科学提出者，中医疾病预测学开创者，中国中医科学院研究生院教授，主讲《易经》《黄帝内经》三十五年，行医四十余年，临床经验丰富。1989 年即以一部百万字巨著《周易与中医学》一举成名。著作颇丰。

我要讲的是"运气学说对中医学的巨大贡献"。我对五运六气的研究时间已经很长了。我从大学开始就对五

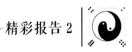

运六气非常感兴趣，已经深入地探索了其中的许多问题。

我在北京教硕博研究生到今年已经 36 年了，在国内外教授的硕博研究生已达 5000 多人。在全国各地，大家都拿出书来说："老师，我一直读着您的书，是您把我们带进了《黄帝内经》《易经》。"我听了很高兴。我今年虽然已经 71 岁，但我愿意一直讲课到我不能讲的那一天。我一天就是拼死拼活也只能诊治 100 个病人，但是如果我教会 1 万个研究生，一天就可以诊治 100 万个病人。100 到 100 万放大的量大家都能知道。

我一直在做五运六气的研究、观察，涉及气候、疾病、脏腑反应、人体生理病理等多方面。我的微博名是"杨力养生"。

很多人问我运气学说为什么这么准，它的科学性在哪里？我告诉大家，运气学说之所以准，是因为它有雄厚的天文学背景。运气学说不是哪一个人自己预测的，它是根据宇宙运动来的。五运六气是有科学背景的，它有周期性规律，同时也受厄尔尼诺现象的干扰，所以五运六气要活学活用。五运六气中包括我们中国最早对厄尔尼诺现象的认识，这比现在的认识不知道早多少！

我平常授课的内容包括《黄帝内经》、五运六气、《易经》的象数学说。象数学说是我总结的。在国内，我首先提出象数科学。为什么中国人这么聪明？为什么《黄帝内经》《易经》这么准？根本的原因是中国特别注重天人合一。我们的根有雄厚的天文背景,现在我们卫星上天非常注重天,中国是最早关注天人合一、关注天的。

根据天对人的影响,五运六气总结了最科学的规律,这个规律非常好,主要是气化的规律,这个气化根据《易经》的阴阳消长、气机升降而成。五运六气最重要的是提供我们运气气化,它是中医理论的核心基础,"运气七篇"对中医学最大的贡献是把中医理论上升到了一个更高的境界,即气化境界。

我们看病也好,分析气候也好,用药也好,栽种药物也好,都离不开运气气化。所以我觉得五运六气是中医理论的精髓、《黄帝内经》的精髓。现在五运六气越来越受到国内外的关注。在美国东海岸、西海岸,博士研究生对五运六气非常重视,对《易经》也非常重视。

我觉得五运六气有非常大的前景,五运六气是《黄帝内经》也是中国对天人合一最科学的总结。它的核心是运气气化,包括气化的藏象学说、气化的病机、气化的诊治学说。我们看病不能只低头看病人,还一定要抬头看天,一定要研究五运六气。我在治疗、诊断、藏象、体质等各方面都要运用五运六气的气化。

五运六气在临床上最重要的是有三大规律的临床应用。第一,客主加临,我们的主气六步,根据五运六气运转以后,不同的客气加临会对气候、疾病、脏腑产生一定的影响。第二,运气同化,包括天符、岁会、同天

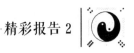

符、同岁会、太乙天符。第三，胜复郁发。这三大规律对疾病都有很重要的影响。

总之，对五运六气，无论是在理论上还是在临床上，都必须活学活用，这是五运六气活的灵魂。由于时间关系今天就讲到这儿，谢谢大家！

主持人（张登本）：杨教授的发言虽然只有10分钟，但是她所讲的内容包含的信息很多。就运气学说的三大规律临床应用这些知识，各位可以在会后向杨教授讨教。

杨教授的这些内容当中关键词是"气化"，"气化"一词，作为词语，在《黄帝内经》之中首次运用，而讲中国古代哲学史的学者们则将"气化"一词最早追溯到北宋张载的《正蒙》。《黄帝内经》的出现较张载早一千多年，其中13次用"气化"，12次都是在"运气七篇"中提到的。所以杨教授这10分钟发言所讲的"气化在运气学说当中的运用"，也是中医运气学说中的精髓。再次用热烈的掌声感谢杨教授的报告！

下面，请李宏主任就"运气学说在临床的应用价值"做报告。

李宏：运气学说在临床的应用价值

作者简介：李宏，山东潍坊护理职业学院主任医师，山东中医药学会五运六气专业委员会主任委员，中华中医药学会五运六气研究专家协作组专家。获"潍坊市名中医"和"山东省名中医药专家"称号。

我是临床医生，追求的是临床疗效，在这方面，运气理论没有让我失望。

数十年的中医临床，常常遇到瓶颈难以突破。譬如失眠这一常见病证，我感觉仅从辨证论治的几种证型遣方，效果不太令人满意。同样是失眠，有的难以入寐，甚则彻夜不眠；有的入睡容易却早醒，醒的时间不同但固定，比如有的晚上 11、12 点钟醒来，有的是 1 点钟醒来；有的整夜似睡非睡、似醒非醒。这些时间特点用常规辨证思路难以做到准确辨证。然而用运气学的思路，依照睡眠障碍出现时的子时、丑时、寅时等，从少阴、厥阴、少阳等论治，大大增强了治疗效果，让我意识到抓时间是诊治疾病不可或缺的重要因素。

首先注意昼夜时间的日规律，看似风马牛不相及的病证，若在同一时间段发作、加重或好转，可以依照时间统一辨治。如遇一子嗽病人，怀孕 6 个月，她除了每天丑时的剧咳，别无显证可辨，此证在辨证论治的层面似无解法，但根据《伤寒论》的"六经病欲解时"理论，发现疾病发作时恰是厥阴病欲解时，因此用乌梅丸一次就好了。我们临床如果发现疾病欲解时而不解或者加重，应用"六经病欲解时"理论就迎刃而解了。顾植山

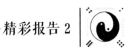

老师把这归纳为"六经病相关时"。

运气理论除日规律外，还包括了节、月、季、年规律，甚至六十年甲子及更长或更短时间的规律。"春夏养阳、秋冬养阴"和"七损八益"，是要求针对时间、选择时机，把握运气变化规律来养生和辨治疾病。不同的运气有不同的特征，同一时间段大量的人群会出现跟运气特征相似的同一种病证，还有不同疾病在同一时间段会出现相同的症状、体征。例如甲午为土运太过之年，少阴君火司天，阳明燥金在泉，而常见病证如高血压、糖尿病、风湿病、中风、顽固湿疹等，大多具有脾湿兼燥火的运气特点，此时若选用补土派李东垣的清暑益气汤调治，那么有几十年高血压病史的病人能停掉降压药，且血压恢复正常；糖尿病病人也能停掉降糖药，且血糖恢复正常；多年的皮肤湿疹也能恢复正常。凡此种种，大都取得满意的效果。

再如乙未年金运不及，太阴湿土司天，太阳寒水在泉，常见关节不利、筋脉痿弱、腹胀浮肿等症，寒湿合邪之征明显。寒则太阳之气不行，湿则太阴之气不运，遇病当逐湿除寒、强阳益阴，与"三因司天方"中的备化汤最为合拍。当年治愈的皮肤病病人比较多，现在介绍给大家的是一个牛皮癣病人。病人 5 月初因全身泛发牛皮癣 5 个月就诊，皮损遍布全身，头面手足均未幸免，除平素大便偏稀外无显证供辨。一般固有的传统思维认为，牛皮癣应该从血热论治，但是因为当年这种气候，我便未按牛皮癣从血热论治的常规思路治疗，而是根据运气特征，治从湿寒，用备化汤加味治疗，结果不足 2 个月就彻底痊愈。同时期的几个牛皮癣病人也均以同样思路，或用备化汤，或用五积散而好转。

当然，以上根据的是运气的常态变化规律，但临床上不循常态的运气特征也常常见到，如《黄帝内经》所云的"至而未至、未至而至、至而不及、至而太过"等，"时有常位而气无必也"，应根据实际情形对疾病的影响及走向趋势进行辨治。

2013 癸巳年"二之气"谷雨那天，在山东潍坊护理职业学院的校园内，樱花绽放、桃花也开了，却又出现了樱花枝被大雪压折的景象，为什么出现这样的情况？因为"二之气"太阳寒水加临，大雪出现在谷雨这天，应认为此时期的客气太阳寒水至而太过。也正因其太过的运气出现的异常，在"二之气"末突然发生了H7N9 疫情。因为是刚刚发生的运气异常，且没有长久的伏气在里面，所以顾植山教授预测这次 H7N9 疫情不会太长，果如所言。

这次的寒水因其太过，不仅仅影响到"二之气"，还会影响到"三之气"，甚至"四之气"都受它影响。此时病证多有明显的寒象，虽然是火运之年，风木司天、

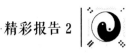

相火在泉，临证却用大剂附子来逐寒利水，不管是沉疴痼疾还是新发疾病，临床疗效好评如潮。但是到了"五之气"和"终之气"的时候，尤其是"终之气"，尽管天气寒冷，但少阳相火加临，故虽至隆冬热证仍显，此时再用前方药和量，就有教训产生了。在"二之气""三之气"的时候，附子用到 100 多克没事，到了"终之气"，用附子 10 ～ 15 克就出现问题，有的病人甚至被送去急救，所以这个时候应该如《黄帝内经》所言"用热远热"。

在此时间段，即癸巳年"二之气"末，某食管癌病人就诊，症状严重、年迈体衰，就诊时仅能进食流质。处方主以附子，量维持在 60 ～ 160 克，肿瘤 3 个月即消大半，后完全消失。同时期的几个肿瘤病人现在还存活得好好的，就是应用同样的思路，在寒水太过的时候用大剂量的温热之药。

我是一个临床大夫，将这种思路用在平时用的耳针、艾灸、针刺等方面，疗效也大为提高。山东省中医药管理局认准了五运六气理论指导下的突出疗效，将学习、推广和普及五运六气理论纳入全省中医药工作要点进行部署，培养师资力量来实施。省政府已将普及五运六气理论纳入了政府工作纲要，在全国率先成立了省中医药学会五运六气专业委员会，我被推选为首任的主任委员，并先后在多个地市成立专业委员会，主办全国和全省的运气临床应用继续教育项目。省中医药学会各专业委员会要求开年会时,必须讲五运六气。全省中医骨干、五级师承、"三经"传承等学习培训班等都有专题宣讲,直接受众已达 7000 余人次。这对提升全省中医的理论和临床水平起到了积极的促进作用。

学习使用运气理论的医生普遍反映,门诊量明显增加,中药处方的药味和数量减少了,很精到。另外,每服药的价格大幅度下降,平均在 10 ~ 30 元,病人开心,我们也开心。

我个人及同门的实践证明,学用五运六气理论,临床辨时握机、遣方用药精准有加,运气之说确实"为审证之捷法,疗病之密钥"!

谢谢大家!

主持人(张登本):李宏以个人临床治疗为例,说明运气理论在指导临床实践中要灵活,要"不以数推,以象之谓也",如此就能够取得很好的临床疗效。希望这样的临床大夫在全中国遍地开花。谢谢李宏的精彩演讲!

下面请翁超明女士做"回归中医思维,提高临床疗效"的报告!

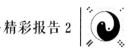

翁超明：回归中医思维，提高临床疗效

大家下午好！本次会议是中华中医药学会召开的，最核心的是要回到中医临床疗效。提高临床疗效，首先就要回归中医思维。现在中医特别热，但是如果偏离了中医思维去讲，就会让人觉得不伦不类，甚至被大家说："现在已经没有真中医了，都是西化的中医。"我本人是北京中医药大学毕业的，毕业后被分到北京大学人民医院，等于是中医院校教育、西医最前沿的临床都经历过了。经过二十余年临床实践和比较，感觉到要落实临床疗效，必须回归到中医思维。

回归中医思维最核心的是要回归阴阳五行的本意，但是现在中医教材连阴阳的基本概念都弄错了。如果阴阳是一个对立的思想，那么我们临床的思维肯定也是对立地用药；如果五行是五种元素，那么它就脱离了系统思维；如果我们看中医的病是用西医的病理去看，就脱离了中医天、人、邪三因致病的病因学，如果对病的认识都是错的，很难说后面的临床疗效怎样。

天人合一，如果合了就健康，如果不合就病了，怎么合？这块是空缺的，我认为五运六气理论就是这个桥梁理论。我们在外面的文化宣传老讲中医，但是作为临床大夫，如果没有五运六气，就不知道天人是怎么合一的。病了是天人不合一，我们要去调整、协调这个天、人关系，这个过程没有五运六气的指导不行。

中医的思维要回到阴阳开阖枢，如果不讲开阖枢就讲不清阴阳的升降出入，如果只讲阴阳四象就少了"枢"。到底是四象还是六气？我们讲辨证论治、讲六经欲解时，就是一天当中这个时间的特殊含义，它在开阖枢当中是什么意思。而讲到临床，《伤寒论》讲的是病、脉、证、治，而我们现在把这一串丢了，只讲证、只讲表象，就没有办法深入分析病机了。做不到握机于病象之先，谈什么上工治未病？治未病的核心就无从说起。

中医的思维，每一个时间都是有特殊的临床含义的，《黄帝内经》讲"必先岁气，勿伐天和"。在时空背景下五运六气讲的是动态整体观。如果我们这些基石都是不牢固的，我们的教材写错了，我们的基础理论核心基石就必须要重整。我们中医人自己都搞不清楚，还去向别人推广，就把我们自己矮化了。实际上中医是非常科学、非常高端的。记得张超中老师曾让我写《自救与重生》一书，我说要救的东西太多了！无法一时写出来。我不断地学还跟不上，直到现在才稍微形成思想框架了。我们这些基础的东西都是存在问题的，需要反思重整。无论是中医的新城还是老城，如果基石都有问题，就不要谈后面的事情。

我们撼动不了现有的教学体系或者临床体系，那就先从我自己做起，回归中医思维，实现自我救赎。为什

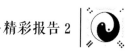

么有些跟着顾（植山）老师学习的医生可以迅速成为当地名医？就是因为回归了中医思维。

举例说明，五运六气理论在临床应用中最能体现天人合一思想的是三因司天方。陈无择在《三因极一病证方论》中讲："因脉以识病，因病以辨证，随证以施治。"即以病因为纲，脉、病、证、治为目，此从病因到脉病证治，结构完整，我体会特别深。

脉是反映天人关系的，通过脉可知道病因是什么，分析天人不和谐的环节出在哪儿了，临床应该是在这两点明确之后才说证。但是现在临床上把辨证论治前面两段不要了，道、法都不要了，直接从术开始，这怎么能提高？肯定不容易提高。这就是"分别三因,归于一治"的治学思想与方法。

从思维上提升，疗效才能提高。中医是非常复杂的体系，当我们把时间维度、空间维度、五个系统加上去，再把天象、气象、物象、病象、证象、脉象等结合起来，会发现它是非常立体的高级思维模式。

思维提升以后怎么回归中医思维？如果仅仅以西医的病因学是没有办法解释很多病的，尤其是我们所谓的"时病"。比如 2012 年，一位 80 多岁的老人患有胸腔积液，结核性的胸腔积液、低蛋白等都查了，ICU 都没有办法了，说不能治了。但其实这是壬辰年太阳寒水作用的结果。我们用司天方静顺汤，使病人的胸腔积液迅速减少，起死回生。西医非常惊叹！

思维上面的提升和回归是提高临床疗效的基础，关于临床这部分在后面的培训当中还要再讲。因为今天这个机会特别难得，在座的各位都是各行各业的大家，应该帮助中医来一起提升。把中医的基石打牢，把中医的基础做好，把思维回归到中医的思维上，而不是再用现代科学或者用别人的思维来做自己的事情，那样肯定是离道了。

五运六气或者中医在道、理、法、方、药上是一脉相承的，现在临床只讲方、药而不讲法，甚至有的讲到法就再不往上讲道、理了，怎么能提高疗效？

主持人（张登本）：下面有请中国中医科学院中医基础理论研究所杨威研究员给我们做报告。

杨威：五运六气研究工作汇报

作者简介：杨威，中国中医科学院研究员。

我跟各位老师汇报一下我们的一些工作，同时欢迎大家去中国中医科学院中医基础理论研究所参观交流。

2003 年"非典"之后，中国中医科学院中医基础理论研究所参与到五运六气科研工作当中，2004 年和顾（植山）老师一起主办了"首届五运六气全国学术研

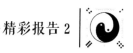

讨会", 2007、2008 年陆续搞了几次五运六气国家级继续教育项目, 然后随着五运六气学术形势越来越热烈, 我们把重点的工作放在了科研方面, 先后在所里主持的 973 计划中医理论整理与创新研究项目、"十一五"科技支撑计划传染病重大专项、中央级公益性科研院所基本科研业务费专项以及国家中医药管理局中医基础理论重点学科建设中完成了数十项五运六气相关课题研究。

我们所是中医基础理论研究所, 更多是从中医基础理论或者理论文献的研究角度开展五运六气研究, 包括对五运六气底本文献的整理校释, 对五运六气理论的源流、发展历程、基本概念的普及, 以及五运六气理论和临床研究的最新进展, 提高中医人员五运六气临床应用能力考证, 五运六气基本原理的诠释和厘定, 还有对五运六气相关的治疗原则、治疗法则的总结提炼, 并在北京中医"安芯"工程中, 运用五运六气理论指导临床研究, 提升中医临床技能与特色, 做出了国家级科研院所的学术成绩, 发表了一些有学术影响的论文论著, 如提出五运六气临床思路知常、达变、融通三法则, 出版《五运六气研究》一书。中医古籍出版社《五运六气典籍汇纂丛书》也将马上出版发行。

此外, 中国中医科学院中医基础理论研究所中医理论研究方面的各个团队也参与到五运六气的相关研究中, 包括五运六气理论的概念框架、五运六气理论气化概念的考证、五运六气相关理论的研究等，也形成了一批学术论文和研究报告，供学术交流。

2016 年 8 月，中国中医科学院中医基础理论研究所在中医理论学术周期间，主办了全国五运六气大家积极参与的五运六气敬厅高层论坛，就大家关注的五运六气科学性和发展热点问题，展开了一次非常热烈的学术辩论和研讨。今年我们乘势而上，8 月下旬将主办国家级中医药继续教育项目"五运六气理论与临床应用研修班"，邀请五运六气学术大家到中医基础理论研究所普及五运六气理论及临床研究的最新进展，传播五运六气临床应用技能，在五运六气知识普及教育的同时，我们还专门以学术论坛的形式再次组织研讨，为大家畅所欲言提供一个公平交流的学术平台。欢迎各位老师莅临中医基础理论研究所，共同研讨五运六气学术专题。

作为中医理论经典，五运六气理论研究诠释、临床提炼归纳和多学科交叉探索已成为当代中医研究的热点话题。鉴于其知识结构的多元性、理论研究的深奥性及临床研究的复杂性，总体评价，五运六气研究尚零散分化、理论概念易混淆、科研思路欠严谨、临床经验难重复等难点问题仍然存在，亟需多中心、多学科的科研大协作模式，切实做好高水平的五运六气理论与应用研究，积极响应把中医药继承好、发展好、利用好的社会要求，提升中医药健康服务能力。

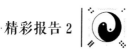

欢迎各位老师经常莅临我们中医基础理论研究所，谢谢大家！

主持人（张登本）：下面，请李玲主任发表演说。

李玲：运气思维提高危重症救治的境界

作者简介：李玲，副主任医师，临沂市中医药学会五运六气专业委员会主任委员。

尊敬的各位老师、各位前辈，很荣幸在这里跟大家汇报我们学习五运六气的体会。这次汇报的题目是"运气思维提高危重症救治的境界"。

我跟随顾植山教授学习运气理论，用于危重症实践，对医者境界有了新的认知，发现运气思维可提高危重症救治的境界，其突出优势有如下三点。

一、参悟天地之理，把握疫病先机

很多前辈、先人、先圣对五运六气的研究给我们打下了很好的基础。顾（植山）老师根据运气理论对疾病进行预测预警，做了很多的工作，我们受益匪浅，特别是对手足口病暴发的预测。手足口病的暴发节点，多在主客气两火叠加的时间，我们从 2012 年开始临床验证。我院手足口暴发的时间、规模、程度和运气理论的预测非常吻合，这让我们医院手足口专家非常佩服。他们主动要求拜师学习五运六气，在运气理论的指导下，我们提前准备床位、筹备物资、培训人员，根据疾病的危重程度，准备呼吸机等抢救措施，已具备司岁备物的理念和实践。

临床发现手足口病的症状、危重程度及病原菌均与气运条件有关。如，2012年木运太过，太阳寒水司天，太阴湿土在泉，患儿皮疹以水疱多见，重症少，病原菌以柯萨奇病毒为主。2013癸巳年是火运，厥阴风木司天，少阳相火在泉，手足口皮疹以红色丘疹为主，重症多，病原菌以EV71病毒为主。尤其在"三之气"时，厥阴风木加临少阳相火，出现风火相煽的运气特点，而实际气候高温多风，也与运气特点相符合。顾植山教授预警2013年手足口病要注意循环系统、神经系统病变，实际重症病房里住满了手足口病患儿，出现抽搐及呼吸、循环衰竭需要抢救的病例明显增多。相比之下，在2012壬辰年，患儿应用呼吸机进行抢救的情况极少，仅在"四之气"厥阴风木加临太阴湿土时间段，发现有抽搐症状增加者，但危重程度明显较2013年轻。通过运气理论预测预警，提高了我院手足口病预防能力，对协助危重症救治，给予大力的支持和帮助，为我院节约了大量的人力物资，得到院领导的高度认可和重视。

运气之变和运气之常对于临床均有指导意义。运

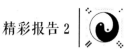

气之变对于预测预警重大疫情可提供重要的参考依据，运气之常则对危重症的日常救治有指导价值。如根据2017年丁酉年，岁木不及，气化运行后天，司天阳明燥金，在泉少阴君火，"二之气"两火叠加，经文提示"疠大至，民善暴死"；"三之气"阳明燥金加临少阳相火，经文提示"民病寒热"；"四之气"太阳寒水加临太阴湿土，经文提示"民病暴仆振栗，谵妄，少气，咽干引饮，及为心痛"。我于2016年底到心外科会诊时，提醒西医主任，年后心脏病病人可能会比较多，请他们注意防范，做好准备。2017年春节过后我再去会诊时，目见心外科、心内科病房走廊都加满了床位，两个科室的医疗、护理人员忙得不可开交。急诊科医生反映今年猝死的病人较往年明显增多。运气思维在临床预知预警，赢得了心外科主任的称赞，同时他表达了要跟顾（植山）老师学习运气理论的愿望。

据我院2017年第一季度出院病人前二十位疾病诊断数据（除去季节性、肿瘤及产科政策性因素）统计：肺部感染1035例，占第一位；癫痫578例，占第二位；慢性阻塞性肺疾病伴急性加重509例，占第三位；支气管肺炎494例，占第四位；病毒性脑炎450例，占第五位；多发性脑梗死430例，占第六位；大动脉血栓形成性脑梗死368例，占第七位；急性心肌梗死300例，占第八位。另外，还有社区获得性肺炎332例，新生儿肺炎

314 例，冠心病 300 例等。以上临床数据显示，病种所出现的临床证候，与经文中运气预警实际相符。同时，我院 2017 年第一季度临床病原分离菌构成表统计显示：肺炎链球菌占 10.69%，大肠埃希菌 17.44%，肺炎克雷伯菌 13.98%。这三种菌占到 40%。这为我们的预测预警提供了病原学的支持。肺与大肠相表里，与阳明司天之政仅仅是巧合吗？

吴达《医学求是》中云："证之变化，随岁时而转旋。"这与我们的临床观察相符，换言之，临床疾病谱的变化是随着运气条件的变化而变化的。《医学求是·运气应病说》云："惟就余迩年所历时证之多者，验之运气，往往相合。特因病以测岁气，非执岁气以求病也。"因此，参悟天地运气变化之理，有预知疾病先机的优势。

二、开阖枢机之要，气机升降出入

开阖枢机之要是运气理论的核心内容，强调气机的升降出入运动，在危重症中启迪思路、指导临床寓意深远。"升降息则气立孤危，出入废则神机化灭"在危重症中表现得尤为突出，其中调"出入"的机会比较多。在呼吸衰竭过程中，原来从辨证施治入手，症状复杂，病情危重，难以准确把握病机，有了开阖枢动态思维介入，机制渐明，通过降阳明、宣肺气以恢复中焦气化功能，开辟了危重症救治新思路。

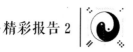

六经病欲解时是开阖枢动态变化的重要时间节点，对病情的评估及预后分析较有优势，特别在生死存亡的节点，根据欲解时用药，有起死回生之效。

如 2014 年春节前夕，我会诊一例本院西医老主任。老主任行医一生，不相信中医，此次因慢性阻塞性肺气肿并急性感染导致呼吸衰竭入住重症医学科，经西医抢救，病情仍危重，难以脱离呼吸机，每至夜间 2—3 点，血压下降，连续 3 天需夜班医护人员紧急抢救，西医百思不得其解，ICU 主任特邀请中医会诊。我根据厥阴病欲解时的发病特点，予乌梅丸汤剂 3 剂。这位老主任服药第一剂后，当晚血压脉搏即正常，以后晚上丑时没有再出现血压下降。随后他对我说："小李，我这次以后真的相信中医了，请你继续帮我调理。"我根据当时火热克金的气运特点，采用运气方帮助他平安渡过年关。

诸如此类的案例有许多，在危重症中都充分体现了中医的优势，对弈之间，动态的开阖枢思想赢得棋局。用药如用兵，顾植山老师强调：水无常形，兵无常势。在危重症中遵开阖动态之理，守气机升降之枢，结合病人出生、发病及危重时的运气特点，动态综合多因素实时考虑，往往出奇制胜。这是运气思路的第二个优势。

三、移光定位定时，遣方用药之道

《素问·五运行大论》曰："夫候之所始，道之所生，不可不通也。"《汉书艺文志》云:"方技者,皆生生之具,王官之一守也。"

为什么说中医开方而不称开药?我理解,其"方"含义有四。第一,指方向,中医的方剂是有方向性、靶向性的,每张处方有自己的主题方向,如小承气汤的目标在阳明。第二,指方队,组方是个方阵,团队合作,变换剂量,君、臣、佐、使各有侧重,同一张处方可以变化出好多功效,达到异病同治的效应。第三,指方法、技法,一张处方包含了实际的技法,如汗、吐、下、和等,各有侧重。第四,指时间,不同的处方时间向量不同,如乌梅丸应厥阴生发之气,丑时欲解;小柴胡汤应少阳之时,从寅至辰上等。六经各有欲解时,不同的处方可以在开阖枢中找到时间对应点。经典处方自身也有开阖枢机。

缪问曰:"人生于地,气应于天。天地之运气,互为胜复,则脏腑之阴阳,互为盛衰。衰则所胜妄行,己虚而彼实;盛则薄所不胜,己实而彼盛。苟实其实而虚其虚,害生益甚。能实其虚,而虚其实,虽病何伤。"临床方剂常应时间气运变化而变换,如岁运交接时乌梅丸使用概率增多;春夏之交,或己亥之岁,少阳执政,柴胡剂使用频繁等,不一一列举。

经曰:"无盛盛,无虚虚。"又曰:"有者求之,无者求之。盛者责之,虚者责之。味斯旨也。于运气之道,思过半矣。"危重症一日如临四季，遣方用药更是变化莫测。移光定位，岁时旋转，气运变换，遣方用药也随之变化。此优势之三。

综上所述，运气思想对危重症的病情评估、预后预测、把握病机、治疗用方等均有独到的优势。医生的境界不在于是否能治疗轻症、重症，而在于是否有识天地变化之机，握机于病象之先。治未病的思想同样适用于危重症，提升危重症救治的境界，使天人相应，以期天人合一。

故"天有天符，岁有岁会，人得无人和乎？能先觉预防者，上智也；能因几辨理者，明医也；既不能知，而且云鸟有者，下愚也。故达人之见，必顺天以察运，因变以求气，得其义则胜复盛衰之理，随其几而应其用矣"。

我们医院中医科与重症医学科合作申请了山东省的重点专科，在危重症抢救方面取得了一定的成绩。如：今年春节，重症监护室收治了一例暴发性心肌炎的病人，西医在第一时间给予体外膜肺氧合（ECMO）救治，并邀请中医会诊，最终中西医合作抢救成功。以上是齐鲁晚报对该病案的报道（图略）。西医在看到中医疗效的同时，也非常赞同中医的思维。目前我院以中医之"道"结合西医之"术"，已经走在世界医学比较先进的行列。

五运六气是中医理论的基础和渊源，是中华文化的原创思维，是开启中华文明的钥匙！非常感谢各位老师、专家的坚守与传承！我认为现在不应讨论五运六气的存废之争问题，而是需要讨论怎样以国力传承弘扬运气理论，学习古人多学科合作的模式，进一步拓宽医学界与各个学科的接洽，从"天人相应"角度共同探讨生命工程。

主持人（张登本）：谢谢李玲的精彩报告，她用自己亲身的临床感受，谈到了利用五运六气理论指导临床救治危重症的案例。这些案例对于病人来讲有完全肯定的效果，作为临床医生追求的就是病人这个完全肯定的效果，而不是统计学上的统计学意义，临床医生的关键职责就是救命。

李玲主任的报告推翻了"中医不能治危重病人、中医不能救问题严重的上了呼吸机的病人"的说法。山东省对五运六气学习的氛围很让我们感动。

自由交流2

杨炳忻：中医追求样本量是个方向的错误

刚才张（登本）老师评论时说到统计学意义，这件事情碰到了我的敏感点，我想说几句。统计学大样本刚好是我专业的基础知识。统计学大样本随机对照实验（RCT）是西医学的"金标准"，但是使用统计学理论进行大样本统计时必须要有一个先决条件，那就是你统计的对象必须要具备同质性，在这点上不能有丝毫的含糊，否则就会谬以千里！西医看的是病，譬如西医认为同类的细菌引起的肺结核病都是一样的，是同质的，用统计学大样本来处理是应该的，完全正确。但我可以断定，它最后用药的结果绝不可能达到百分之百的好效果，因为它忽视了人的客观个体差异这个要素，而病是生在个体人身上的。

西医看的是病，而我们中医看的是人，这是中、西医本质上的差别。患有同一种病的两个人，如果是一个好中医来看的话，即使是同一种病开出的处方也是有差别的，因为这两人是有个体差异的。所以在中医面前，

<u>病人没有同质性可言（疫病是特例，除外），过去的这</u>些年，在中医现代化的大潮中，中医界有那么多人去追求大样本量研究结果，是个方向上的错误。

这个错误主要来源于华西医科大学的李幼平教授（中国循证医学中心主任），她这个人很热心，是位西医，能很快地把国外的循证医学引进中国。我也看到她在中医界热心推广统计学大样本，介绍循证医学。十年前我专门买了一本陈可冀先生主编的书《循证医学与中医学》（中医古籍出版社，2006 年出版）来学习研究，终于看到了问题。在书中第 19 页李幼平教授的报告文章（《关于中医药疗效评价和机理研究的思考》）里列举了对中西医药疗效评价体系的详细比较等，认定中医临床研究学术论文质量低，主要是中医的样本量少。这样的结论大错特错了！

事实上，关于系统生物学与个性化诊疗的评价方法和标准的问题，是当今世界生物医学界正在探索的前沿课题。2006 年，国际上《未来医学杂志》，以美国科学家牵头、欧洲研究系统生物学的研究组，发表了题为 *Metabolomics-based systems biology and personalized medicine:moving towards n=1 clinicaltrials?* 的研究论文。临床的样本量 n=1 这样的重要结论居然是外国科学家的研究成果，而几千年来一直从事个性化诊疗的我国中医界今天却没有人去认真讨论这一问题，包括中医界专门从事统计学研究者。在李幼平教授的引导下，现在还有很多人，特别是中医界的年轻人在追求大样本量的评价。是什么原因导致这样的情况呢？我想来想去，原因就是在今天强大的现代科学面前我们中医界缺乏自信。我今天说话可能会得罪不少朋友了，但我想这样的学术研讨会必须实话实说，不对的大家可以讨论、争论，学术上要坚持讨论出真知、争论出思想。

2010 年李幼平教授应邀参加了我们主题为"方药量效关系研讨会"的香山科学会议第 382 次学术讨论会，我本想趁此机会与李（幼平）教授深入讨论一下应用统计学大样本评价的必要条件问题。会上，广安门医院的仝小林教授在报告中讲述了他在糖尿病临床研究中，获得的方药量效关系的重要结果。他在报告最后说了一句，"可惜，我的这个研究只有 $30×2$ 个样本，样本量太小了"。李幼平教授马上接着说，"你 30 个样本不少了。现在国际上认为，即使是一个样本，只要把所有的信息收集齐了就非常有意义"。我很"佩服"李（幼平）教授紧跟国际变化的速度。那天一个上午，她连续在这个问题上发言了 3 次，我只好打消了本想要与她讨论"大样本"问题的念头。

在纯中医的案例上不要去追求大样本（当然，中医的疫病是个特例）。讲句实在话，按照李幼平教授引进的国际上最领先的评价标准与方法，一个个性化案例把信息收集齐备就已经够了。我们中医几千年来不是一直这样做的吗？！

顾植山：重症监护治疗病房（ICU）及感染科的"李玲现象"

我帮李玲补充几点。李玲主任刚才讲的都是危重症的案例，因为时间原因病案没有展开介绍，但是告诉大家四个现象。第一，中医的疗效征服了ICU的西医大夫。一般情况下，ICU的顶尖大夫不大看得起中医。医院经常有一些西医认为已经是必死的病人，在李玲主任去诊治以后起死回生，这样连续一些病人被抢救过来后，他们医院ICU西医一二把手专家都开始学中医。第二，他们医院ICU成为了山东省的重点学科，牵头人不是西医主任，而是我们中医的李玲大夫。第三，因为不断的起死回生的病例，包括医院一些西医医生的家属，现在7个西医主任拜师学了中医。第四，他们感染科的主任也是个西医，因为看到用五运六气思想成功预测到手足口病毒的类型和时间，于是也拜师学了中医。这种情况还影响到了他们的院长。前年春天，感染科于春节后跟院长汇报工作，说春天手足口病要高发，希望能腾出病房，结果他们院长说，你这个五运六气怎么学的？我学了五运六气都知道，今年手足口病发生得要迟。这是

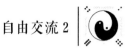

李玲在他们医院推广五运六气后出现的现象。

王世明：研究五运六气的共性可能比研究个体更重要

作者简介：王世明，中国国际科技促进会副会长、中国科学技术大学教授、清华大学电子工程学院兼职教授。曾获五六项发明、实用新型专利。

说到将运气理论用于实际治病，我想讲一点例子。今年春节前我突然得了感冒，咳得一塌糊涂，还伴有发热，从来没有这么严重过。我打电话给顾（植山）老师，我说我好不了了，什么药（包括各种抗生素）都用了。顾（植山）老师说："现在这个时令，你就用司天麦冬汤。"我侄女也是顾（植山）老师的学生，她把方子给我发过来，我7服药下去以后，病竟然全好了！

春节时，我有一个担任央企老总的好朋友，我给他打电话，他有气无力地说已经病了半个多月了，咳嗽，老不好。我说，"没关系，我这有一个好药"，然后原封不动地把顾（植山）老师的药方给了他，他的司机半夜过来把药方拿过去了。7天以后，他说，"王教授，我吃了7天药，全好了"。正好这时我的一位老同学也给我打电话说咳嗽得一塌糊涂，一边说话一边咳嗽，我也把药方给了他，过了几天也好了。

五运六气理论有统一的规律，那个时令顾（植山）老师让我吃那个药，且这个药对几个人都有效。所以在这种情况下，研究五运六气的共性可能比研究个体更重要。

毛小妹－王世明："骆驼病"与"稻草病"

　　治未病每年要有预案。

　　刚才王（世明）教授谈到他在今年春天患了咳嗽，久治不愈。吃了顾（植山）老师开的方子就好（痊愈）了。他又照方给几个朋友，同样治好了他们的咳嗽。为什么这个时候有这么多人咳嗽？又为什么一个方子谁吃都管用？我们需要讨论其中的道理。

　　今年是丁酉年，木运不及，阳明燥金司天，少阴君火在泉，天地的大格局是肝气弱"民病燥热"。尤其在"二之气"（3月22日—5月22日），客气少阳相火加临主气少阴君火，二火克肺金，反侮肾水。故从南方到北方，从东半球到西半球，患咳嗽的人比往年同期多，而且咳嗽时间长。懂得五运六气，心中就有了应对阳明司天的"运气方"，这就是治疗"民病燥热"的预案。而其中生于年尾数5的人群，即属鸡、兔、马、鼠的人群，或素体阴虚的人，体质上偏于"燥热"，遇到这个"二之气"，患咳嗽的概率高，而且治不得法就会迁延难愈。

　　与此相反，西方人在最近百十年间认识到了"时空"

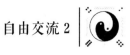

一体观,他们把"道"、中医、"佛"一类超越科学的存在,称为"东方神秘主义"。爱因斯坦所代表的西方科学家,从中国的"阴阳"哲学中获得灵感,并不断向着东方的"时空观"靠近。爱因斯坦猜想的"引力波",在一百年后被美国科学家探测到了,证明了天体相对运动产生的引力波会导致时空弯曲。但是他们还不知道引力波有什么用,只是知道太阳的引力波让地球绕日运行,五星运动到与地球擦肩而过时,也会改变太阳的引力波。我们的祖先早就把它制定为"五运六气"历法,来讨论地球周围形成 60 年,360 个气段按照时空规律变化的"气化场",并且建立起天人相应的中医学基础。百年来有人视时间为鬼神,倘若中医去掉了时间大格局,空间就变成了乱象的堆积。

如今,我国成为世界第二大经济体,国力的强大引起了日美等国的恐慌。他们借口"中国威胁论"扩充军备。习主席"一带一路"的倡议,得到沿线国家的响应,美国人已经无法阻止了。他们能做什么呢?就剩下文化的扼杀!"干针"立法是借用"激痛点"之名,行"废医存针"之实,与日本"废医存药"如出一辙。试想,如果"干针"被政治势力所利用,那么在海外的针灸学将变成西方本土化的一种治疗技术纳入西医的体系,届时针灸将彻底与经络告别,与天人相应的整体观分离。

我们呼吁所有中医人声援海外中医的维权斗争,同时反省"干针"背后的历史教训。依靠中国政府对中医的政策支持，依靠祖先留下的五运六气大智慧，一定能够拨乱反正，改变思维，实现"大乱而后的大治"。"一带一路"走出国门的时候，中医文化与中医科技一起走出去才能真正做到双赢。

比如 2013 年火运不及，"二之气"太阳寒水加临少阴君火，北半球春天非常寒冷，江南暴发 H7N9 禽流感，心脏病高发。4 月中旬我们正在九寨沟旅游，接到一个男人的电话，说他的太太突发慢心率休克，住进纽约大学医学院的 ICU 里面。他还在上海机场等待飞纽约，想跟我要个方子帮他太太脱离危险。我问了他太太的情况：1970 年 4 月出生，在纽约做访问学者，既往症状是脚下如冰，头面如火，曾经想过出家。这些信息突显了金运太过、收气偏盛、体质燥寒、心火内郁的特征，加上当时运气寒水凌心，病因不言而明。我说，你可以试试花椒蒸梨，加姜水泡脚。这位男士到纽约第二天来电话说："谢谢毛菩萨，没见你这样的中医，吃上这个花椒蒸梨，太太的心率从 46 次提高到 60 次以上，第三天从 ICU 出来了。"

运气致病如同一竿子打翻一船人，病人的脉象、症状大都有共性。还是 2013 年 5 月，我从四川到郑州参加五运六气年会，正好遇到一位从中国中医科学院来的教授，与她握手时发觉她在发抖，人也消瘦许多。她生于 1968 年，患心动过速已经 3 个月了，体重减，身体虚，说话喘息，经多位老中医会诊治疗过。我当时数了一下她的心率，哇！134 次 / 分钟，当即用了"左手掌针"预案，但扎针 10 分钟不到，因被人催着去吃饭而起针。第二天她讲完课后我再测她心率是 100 次，回到北京还是 100 次，至今也没有再反复。

其实，在 4 月份之前，我并没有看到过任何心脏病的病人，只是经过经络测量检测分析确定了"民病"在心、肺、肾三个方面。"二之气"的主气是君火，想办法选择一个最省事的方案，使得君火扶正，把春生的阳气提起来。回国前，我就测试好了"左手掌针"。善治者，治皮毛；谬治法，治经外之邪。

为什么细小的掌针能使火运太过人的快心率慢下来？一个简单的花椒蒸梨能把燥寒体质的慢心率提起来？这可以用五运六气体质学的思维模式"谁在何时病"来套用。"谁"指生日，能推测时空创造的体质偏性；"在"是居住地，一方水土养一方人；"何时"是发病的时间，指向同气相求的"稻草病"；"病"包括症状。按照公式列出清晰的时空因素，病因就十分明确了。运气体质学有五个步骤，包括了从诊断到治疗的全部过程。

我们把每年的预案方子早早放到这，多种病人同时来诊时，就先用这套预案，把压垮了骆驼的最后一根稻草拿掉，这样骆驼自身的抗病能力就恢复起来了。

但是我们研究的是为什么这个时候、这样的群体发病？下次他们发病更在何时？如何长期管理健康。现在中国实行做大健康、大样本、大数据，但如果顶层设计没有设计好，大数据可能就是大垃圾，不但没有用还累赘我们。

杨炳忻：这个是不矛盾的，我说的是中医看每个人的病时是个性化。人家让你拿出大样本来，你能拿出真正的大样本吗？所谓的大样本统计，除了同质条件外，所有样本之间都还必须要满足互相独立无关的第二个必要条件。您刚才说的是我们自古以来的疫病，这个疫病是统一的，不管是张三李四都得同样的病。所以疫病来的时候，可以像电影《喜来乐》那样在井里放一大包药，只要大家来喝井水就能病好。

王世明：毛小妹讲一个是"稻草病"，一个是"骆驼病"，顾（植山）老师治疗骆驼病也非常厉害。我有两个哥哥，现在这两个哥哥都健在，一个 93 岁，一个92 岁，体质基本一样，可是两个人活的质量完全不一样。我合肥那个大哥现在是走路、上楼、下楼、玩、抽烟、喝酒都没问题，我二哥却长期躺在病床上。我大哥信五运六气的理论，常让顾（植山）老师给调理"骆驼病"，所以我大哥不爱得病，这次春节我们都得病了，他还挺好。我二哥比较相信西医，不太信中医，现在常常是天气一有小变化就得病，全是"稻草病"。

所以我亲身体会了运气理论的深刻道理。

毛小妹：我非常赞成杨（炳忻）教授刚才的发言，西医做科研有西医的特色，中医要有中医的特色，最重要的特色是未来 3～5 年将五运六气用在大健康的事业上。大健康要建立在预知天下人将得什么病的基础上，这是黄帝和"大医"都要考虑的事情。在互联网时代全国可以用一些中医的仪器，发现天下人怎么了，找到"天人相应"的规律就可以做到全民防病。所以我特别感谢您说的太赫兹波仪器，现在中医的仪器不是太多而是太少，用于临床的仪器少之又少。

最后补充一句，"天人相应"是客观存在的，是"天地合气，命之曰人"时就定下的，你应也得应，不应也得应，没有商量。经络从肺经开始，肺循环建立，就有了人与天地同步的固有节律。经络是我们与天地同气的感应装置，所以古人用六气之名命名脏腑，就合成经络名。

而"天人合一"则是人们的心理诉求和主观努力的目标。皇帝追求的境界最高，叫"太和"。百姓期望天下"太平"，和平过日子。中国文化的中庸之道体现在中医学上，最高境界叫"阴阳平和"。

上工平和，中工半和，下工少和，不敬畏天地者，逆阴阳则死。

现在人们常说"中医治未病"。错！是"上工治未病"。因此，治未病不是挂了牌子就开张的生意。古代上工必须具备两个条件：一是五运六气的规律烂熟于胸，二是慧眼识得先兆征。这方面的历史故事很多。我们现在使用的中医特色仪器，就是客观上的慧眼，以此观察先兆征，把握治疗预案，就可以客观监测疗效的精准性。

顾植山：中医的最高层次是"智者察同"

现在有一个观点说"西医是治病的，中医是治人的"，因人制宜个性化，这的确也是中医的特点之一，但还不是中医的最高层次。《黄帝内经》讲"智者察同，愚者察异"，"智者察同"，不一定非得是传染病才出现这个情况，像今年治高血压，几乎都用苁蓉牛膝汤，基本没有失败的例子，不用降压药都能有效。中医是天、人、邪三因致病，现在在中西医间纠结辨病、辨证问题，其实那都是在一个层面，再高一个层次是辨人，个性化治疗，这比辨病高了一个层次，但还没有达到最高层次。最高层次是辨天，辨天人合一的关系。要多想想现在天人合一的状态是什么，把这个调好了，不用治人，也不用治病，整个情况自然就会都好了，这才是中医的最高层次。

主持人（张登本）：刚才的讨论很精彩，杨（炳忻）教授谈到，只要符合条件的都算数，不必追求大样本数。

杨威：如果一个病例就是一个样本的话，那采集信息时对一例的要求是很严格的，那一例病例能够说明各方面的问题，而且那一例病例可以给别人以启示，进行相类似的借鉴。

贺娟－李玲：2017 年审平汤与苁蓉牛膝汤的临床应用

贺娟：刚才两位李主任讲了运气的临床应用。我也曾试着用运气的方法指导临床应用，但是感觉方子和方子之间或者同一个方子在不同年份间应用的效果差别很大。比如备化汤的方子特别好用，特别是在治疗关节痹病方面，乙未年备化汤治很多病的效果都非常好，到了 2016、2017 年它的应用范围就缩小了，不如乙未年治的病多了，但是对筋脉、骨节的病依然是有效的。而今年按照司天方应该是苁蓉牛膝汤，两位主任都没有介绍它的疗效，今年我用这个就不好使。今年木运不足，阳明燥金司天，少阴君火在泉，苁蓉牛膝汤以偏于滋补阴血的构方为主题，但是我们临床上怎么使用它？

李玲：感谢贺老师的提问，苁蓉牛膝汤在春节后应用临床疗效确实不如春节前好，那是因为虽然"初之气"太阴加临厥阴，而实际气候是气温回暖较快，出现了浮火，表现为燥气明显，故临床以咽干症状多见，其病机为火盛气燥，又遇"二之气"少阳加临少阴，火热加临。临床我们改用审平汤，从清降阳明的角度应对阳明燥气，并加大天冬、麦冬的剂量，如此疗效比较显著。

今年苁蓉牛膝汤多应用在春节前大寒交界点，且临床目涩、咽干等肝虚症状比较明显时效果较好。另外，此方在女性月经不调等常见病中也有广泛应用，比如月经后可用苁蓉牛膝汤和备化汤滋补肝肾。因今年主运是木运不足，肝肾不足证候多见，临床发现主诉月经量少的病人特别多，眼睛发干的也比较多，还发现一个有趣的现象，病人伸出舌头时舌体常不由自主蠕动，这可以归纳到中医木虚、肝虚上来，看到这样的舌体，就应用苁蓉牛膝汤。从这个角度我治疗了上千例病人，效果都很好。

贺娟：我看到的不是濡脉的情况，而是伤津的情况比较明显。我用药偏热，用的火神派的方子比较多，因为往年都是阳虚的舌象比较明显，但是今年这种舌象非常少见，反而阳明燥金的症状比较明显。但是病人的舌象是这样（燥象），症状表现的阴虚也不是特别多见。所以有时候临床很纠结，用苁蓉牛膝汤感觉效果不是特别理想，可能它的应用还是有一定的范围。

李玲：出现有火气加临时，少用苁蓉牛膝汤或者合用审平汤，或根据病机选用黄连茯苓汤、正阳汤、麦门冬汤等效果也很好，临床要的是运气思维，不是固守运

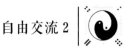

气方，运气方也要符合时间气运条件。

顾植山：苁蓉牛膝汤是为六丁年木运不足立的方，其组方有两个特点：一是滋水涵木；二是制金护木，整方以养阴为要，故方中补肾阳用温肾的肉苁蓉，还要配滋阴的熟地、木瓜、乌梅、白芍，特别适合于金燥伤木的运气病机。今年丁酉年阳明燥金司天，比其他丁年尤为适用苁蓉牛膝汤，《中国中医药报》的"五运六气临床应用"专栏有较多应用苁蓉牛膝汤取得奇效的报道，可以参考。若受了火神派思想影响掺杂了附子、肉桂、干姜一类辛燥的药，与苁蓉牛膝汤的方义就不符了。故应用三因司天方不是机械地到某年就用某方，而是要抓住运气病机和各方方义，才能取得满意效果。

多学科研究

主持人（杨炳忻）： 下面是我们会议的最后一个环节——多学科研究，有请清华大学王世明教授演讲，题目是"五运六气与多学科研究方法论探讨"。

王世明：五运六气与多学科研究方法论探讨

我讲的是方法论问题。英国李约瑟是写《中国科学技术史》的，他提出李约瑟难题：为什么公元前到16世纪以前那一段时间，中国的整个文化、科技发展远远超过欧洲，但是16世纪以后中国的科技落后了？李约瑟难题提出的是中西方关于研究科学、自然现象和人文现象的一个方法论问题。

西方在16世纪工业革命兴起以后，研究科学的特点是基于还原论。所谓还原论是把一个总体分割成各个部分再分析。我认为这种方法只能对一些简单的现象、简单的系统、简单的体系进行研究。不要认为科学就能解决一切，现在人们一提出超过科学实证的东西，马上

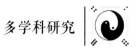

就有人说这是伪科学，包括方舟子对中医的评说。

人类社会发展到今天，科学只是用还原论研究的一些成果，远远达不到认识宇宙和认识自然界本身的水平。而人类的好多文化，像东方哲学，特别是我国古代哲学和中华中医药理论，是用另外一套思维模式或者方法论研究的，这就是整体论。在 20 世纪后期出现了复杂科学的学科，此时还原论已经不能解决所有问题了，所以现在大量西方学者慢慢受到东方研究思想的影响，开始慢慢地转移，并用整体论的思想来研究。美国研究量子力学、宇宙论的著名科学家惠勒教授，1981 年访问中国，他在观赏舞剧《凤鸣岐山》时，看到姜子牙手中指挥一切的"无"字旗，并得知老子《道德经》中"天下万物生于有，有生于无"之说后很兴奋，这不就是自己所倡导的"质朴性原理"吗！他感慨地说："现代物理学大厦就建立在一无所有上，从一无所有中导出了现在的所有，没想到的是，近代西方历经数代花费大量物力财力才找到的结论，在中国的远古早已有了思想的先驱。"

美国一个论坛上一位科学家提出了"我是谁"的问题，他说每个人由几十亿个细胞组成，每个细胞由几十亿个原子组成，每个原子是空的，所以人是空的，除了频率，没有别的。他认为要回答人类个体"我是谁"的问题必须回到本原，人类和自然界是一个整体。到现在为止，西方也提出"天人合一"的理论，它是用这种方式提出的。所以在复杂科学面前，整体论的方法论和还原论、分析论应该结合起来，在新的历史时期到来时，应该用新的方法论。不能说中国的科学不先进，中国古典科学整体论的思想实际是非常先进的。

我着重讲的是这个模型。现在对于复杂系统的研究，分析论已经不行了。比如以前解剖麻雀，麻雀解剖清楚了，整个麻雀就清楚了。可是麻雀一解剖以后血液系统没有了，大脑系统停止工作了，所以你最后是认识这个麻雀尸体而不是麻雀本身。所以用整体论的思想来研究复杂系统，在现在东西方都已经趋于共同。中国在这个问题上走在前面，因为中国一直就用整体论的思想来研究。

最近科学发展有一个进步，这个进步就是大家所说的现代人工智能取得了巨大的突破，这个突破体现在AlphaGo上。AlphaGo的思想就是深度学习的思想和深度学习神经网络系统的方法，它是整体论研究的一个方法。大家可以看看现在深度学习神经网络的核心思想，它是由三个东西组成（如下图）。

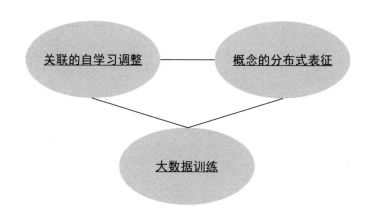

第一，概念的分布式表征。现在已经发现，人类大脑的信息不是储存在某一个固定区域，不是像计算机那样存储在它的存储器里，而是存储分布在大脑神经元的各个部分，这是多对多的关系。任何一个概念和单个神经元都是多对多的概念，一个概念可以用多个神经元表示，同一个神经元也可以参与多个不同概念的表达。举个例子，一个白色的汽车，有的神经元把白色表现出来了，有的神经元把汽车形状表现出来了，有的神经元把汽车轮子表现出来了，有的神经元把汽车是动的这个概念表现出来了。几亿甚至几十亿个神经元共同活动就把这个概念表达出来了。现在深度学习的思想已经接近大脑的信息表达方式，它的概念是分布式存储的，所以你想用分析的方法来分析它是分析不出来的，因为它分布在各个部分，单独拿出一个神经元是表达不了概念的，而且单个神经元跟概念本身千差万别，根本不是一个东西。但是这些分散的信息被共同激发起来、共同表达起来，就形成了一个概念，这就是现代科学研究复杂系统时候的概念分布式表征。

第二，关联的自学习调整。人工智能之所以有效，就是因为神经网络所存储的这些信息不是静态的，而是动态的，它是用关联表示出来的，而这种关联是可以自我调整、自我学习的。怎么样学习呢？这就是下面要讲的大数据训练。

第三，大数据训练。解决了大数据才有大信息量，大信息量使得概念的表达更完整、正确、清楚。

所以五运六气数学模型的建立和用现代科学思想来研究，可以用一种表现理论来研究。表现理论是什么意思？就是一个概念、一个事物的产生，它必然要通过各种各样的现象表达出来。你把这种表达了解了，可能就可以从这些表达推出特征。这个特征可以叫"象"，即我们五运六气的象。

我们研究五运六气模型时，难点就在于五运六气的核心条件、核心结论数字化的表达。怎么表示？大数据分析带来了回答这个问题的逆向思维，不必把抽象概念的"象"用很难定义的模糊隶属度函数表示为计算机数据，即可基于表现理论，由大数据统计分析，直接得到准确的特征，进而得到结论（即"象"）。

用大数据和深度学习的方法来研究五运六气理论，

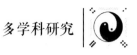

有两个好处：一是可以用计算机科学和人工智能的方法，构建五运六气理论预测模型，将五运六气理论更广泛地应用于实践；二是可以用计算机科学的方法，进一步证实五运六气理论的普适性和正确性。

主持人（杨炳忻）：谢谢王（世明）教授。王（世明）教授对方法论、计算机深度学习做出了论述。下面请张超中研究员做报告。张超中研究员主要从事中医药发展战略中的哲学、道学研究，报告题目是"天人相应的哲学与科学"。

张超中：天人相应的哲学与科学

作者简介：张超中，中国科学技术信息研究所研究员，兼任老子道学文化研究会常务副会长、中国哲学史学会中医哲学专业委员会副会长等。主要从事中医药发展战略、中医哲学、道学文化等研究，提出中医原创思维的研究方向，对"定性"之后的中医世界有深入思考。

非常高兴参加五运六气研究（北京）峰会。今天听了各位专家从五运六气角度对中医的论述，我自己感到，这离揭示中华文明的内涵已经很近了。中华文明的内涵非常丰富，五运六气在当代的兴起有可能促进对中华文明内涵的解释，但是这个解释的方法还需要进一步完善。

近期，顾植山教授在《中国中医药报》上讲道："五运六气代表黄帝文化天人相应的思想之魂。"我觉得他这点讲得非常好。天人相应在中国哲学里是一个很大的范畴，"相应"有一个关键点，即人是天地生成的，应该相应。但是还有另一个方面，为什么那么多人与天不相应？我觉得这个需要反向思维才可能把"相应"的内涵讲清楚。现在很多人的研究，包括西方的还原论科学，都是从正面的角度去思考，缺少对反面问题的认识。比如说，现在很多人认为大数据能够解释中医的很多问题，他们看到了大数据能做什么，但是我们也应该看到大数据不能做什么。如果你看不到大数据不能做什么，而反过来讲大数据能做什么，那么中医的价值实际上是缺失的。这么多年，我们中医药界在反向思维这方面缺失得很厉害，对现代科学技术的局限性认识不足。

前两天朱清时院士在北京中医药大学的讲课引起了很大的轰动，他讲的是用身体观察真气和气脉，这在社会上引起的争议很大。本来这是中国古代炼养学的一个常识，也是中医的常识，但是这种常识在当代就好像变得很稀奇了。没有常识，就好像没有了标准，也就失去了判断的能力。比如刚才王（世明）教授提到 AlphaGo 的问题，我看到网上的一个评论说："AlphaGo 和柯洁对阵，柯洁输了，他哭了，但是 AlphaGo 会笑吗？"

我觉得这个问题提得很好，找出了人和机器的差别。

还有谷歌的首席未来学家雷·库兹韦尔，他最近提出来说："从 2029 年开始，人类要实现永生了。"对于永生的探索在国外非常热，但"永生"这个概念是中国自古以来就有的，也就是说，中国的永生资源有很多，属于人类对生命最秘密的把握，只是关于永生的现代研究在国内尚属于禁地。这个事和五运六气理论代表的天人相应的传统有很大的关系，需要协同研究。如果像这样的基本问题解释不清楚的话，我们就很难深入推进下一步的研究。

另外，我也注意到这次《"十三五"中医药科技发展规划》里面提到了"中医药国际大科学工程"。2006 年，当时的科技部部长徐冠华认为我们中国参加了很多国际的大科学工程，而中国人自己没有提出一项主导性的国际大科学工程计划，他希望以中医药为基础提出我们自己的大科学工程计划，这也是科技部国际合作司制定"中医药国际科技合作计划"的初衷。但是到现在为止十多年过去了，中医药的大科学工程并没有破题。问题在于我们的很多研究还没有达到国际大科学工程的标准。

第一，我们关键的科学问题没找到。比如王（世明）教授刚才提到的整体论问题，按照我们现在的研究方法，离开了人，整体论是不存在的。而且整体论的思维比如"瞻之在前，忽焉在后"，一般的思维是很难理解的，同样，"舒之则弥六合，卷之则退藏于密"这个东西用科学如何能够测定？第二，柯资能教授前几年跟我讲，他以前按照邵雍理论进行推算，发现结果和美国提出来的宇宙大爆炸理论有点不符合，这个时间差了几千万年。他发现了这个差别，但是他没敢发表，后来美国科学家自己修正了宇宙大爆炸的时间，这个时间修正以后就和邵雍理论的推算吻合了。虽然柯教授的研究很深入，但我认为他失去了一次科学上重大发现的机会。为什么我们不能以邵雍的标准判断美国的大爆炸理论，而是以大爆炸理论来规定我们的理论？这也说明中国的科技、哲学、中医理论原本能够出现很多超出国外的大设计，但是中国人没这个胆魄去设计，所以出不来。我们这个会议需要破题中医药大科学工程应该怎么做，这才是关系到中国科技未来的顶层设计！而且我们如果仅仅把顶层设计着眼在人的层面，远远不够。五运六气理论的运用从哲学到科学、到人、到动物、到自然界、到天体，非常丰富，如何在一个大科学工程里面容纳这么多内容？由此看来，中医药大科学工程的顶层设计需要整体思维。

中国哲学长于整体思维，认为天即便有不足的话，人的道修到了那个程度以后也同样可以补天的不足。这点我们能不能做到？诸如此类的问题都需要在天人相应的哲学与科学里面去解释。这个科学它到底应该是一个什么样的性质，需要深思。

上午提到术的问题，孟庆云老师讲到王弼扫象这样哲学上的一个变化，王弼的解释是"得意忘象、得象忘言"，所以到那个时候象也不需要了，话也不需要讲了，那个时候一切都在你的意会之中，什么都没了。我们今天讲太极，太极前面是无极，用这个"无"才能统治主宰这个"有"，这个"无"又是什么？今天也讲了气化问题，张载是气化理论的创立者，实际上张载的学说恰恰是来源于《黄帝内经》。

因此，我想我们在中国哲学、中国科学、中国文明史等问题上能不能组织一个精干的团队把《黄帝内经》、五运六气与中国文化、中国历史打通？这个确实需要多学科，也需要相应的方法。牟宗三在《周易哲学演讲录》中说历代对《周易》的研究有很多相应的，也有很多不相应的，相应的就是好的，不相应的就解释不了《周易》。现在我们这么多年的主流中医药界的研究，和中医药的理论事实上是不相应的。希望我们在天人相应的境界上去研究中医的理论。

谢谢大家！

主持人（杨炳忻）：下面请缪柏其老师做报告，题目是"五运六气理论中气象因素的统计分析"。

缪柏其：五运六气理论中气象因素的统计分析

作者简介：缪柏其，中国科学技术大学统计学教授，博士生导师。主要研究领域：金融工程、非参数统计、教育评估。现任安徽省现场统计研究会理事长。

我没有中医背景，管的是数据处理，这个项目是顾植山教授根据 2003 年 SARS 疫情预报后，国家启动的专项。我们参与这个项目一直到现在，工作主要是数据的处理跟分析。我们做了以下几个方面的研究。

一、小波分析

针对 Fourier 分析的缺点，我们发展了新的分析方法，其中最常用的就是小波分析。根据小波分析得出的最后结论是：5 天作为一个平均值是好用的，1 天、2 天误差太大，过多了有些性质就没用了。所有季节都取 5 天平均值作为代表。

小波分析是运用 Fourier 变换的缺点发展的新的方法，本质是通过局部化思想，进行时空序列分析。小波分析的好处很多。《小波与小波变换导论》中有算法、有例子，但是好像是英文的。

通过对北京、郑州等地每日气象数据的气象因子进行小波分析可以得出结论：5 天作为一个平均值比较好。

小波分析是二进制的，2 跟 16 比较合适，2 对应的是 5，16 对应的是 15，这是我们处理数据的一个理论根据。

二、趋势面分析

气象资料在各地都不相同，历史上五运六气的起源应该是在中原地区，我们的分析是否也适用于广州、上海等地甚至国外？我们利用全国约 700 个气象站点 60 年的数据做了一个分析，分二十四节气对气压、湿度、风速、降雨量、日照、平均温度进行了分析。

举个例子，平均气压（大寒、立夏），这是等高线（如下图），这里有一个潼关，就是陕西那边，这一个到四川，基本都包括进去了。从数据表明，五运六气学说在我国大部分地区是适用的，但是要用好，还要跟各地的气候、物候与所在地区同时段流行病一同分析来做研究。

三、时间序列分析

天干年份之间是否有差异？该不该分成 10 份？我们把温度、风速、气压等气象因素的值与 60 年的平均值的差作为数据值来分析。我们采用了中医观点下差异大的天干年份来进行比较。比如，①丙年、戊年平均气温比较，丙：寒水太过，戊：火运太过。可以看出戊年平均气温高，丙年平均气温低。②壬年、庚年平均风速比较，壬：木运太过（风），庚：金运太过（克木）。

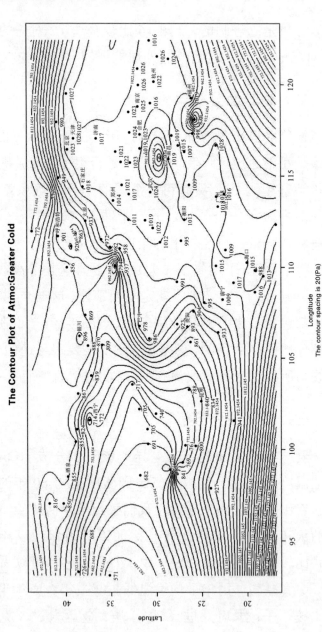

平均气压（大寒）

平均气压（立夏）

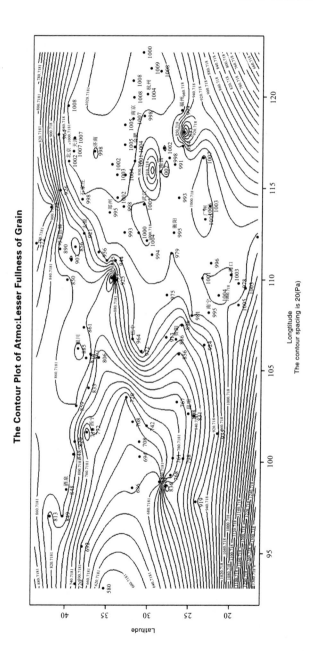

The Contour Plot of Atmo:Lesser Fullness of Grain

③甲年、庚年相对湿度和降水比较，甲：土运太过（湿），庚：金运太过（燥）。结果表明，在统计意义下天干对气象因子有显著的影响。

平均气温差比较（丙年与戊年的差）

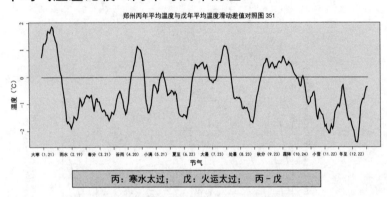

郑州丙年平均温度与戊年平均温度滑动差值对照图 351

丙：寒水太过； 戊：火运太过； 丙－戊

壬年、庚年平均风速比较（壬减庚）

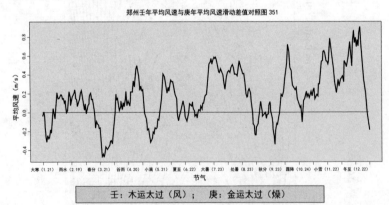

郑州壬年平均风速与庚年平均风速滑动差值对照图 351

壬：木运太过（风）； 庚：金运太过（燥）

当然，我们也对地支做了分析，地支没找到规律。但是我们这个结论是初步的，为什么？我们最多只有

60年的气象资料，如果有600年的气象资料，结论就下得非常明确了。这个结论从我这个角度来说，已经算不错了。地支太过于庞大，还要细分才能有规律。

甲年、庚年降水之比较（甲减庚）

郑州甲年降水量与庚年降水量滑动差值对照图351

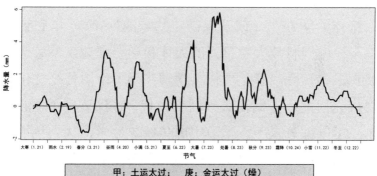

甲：土运太过；　庚：金运太过（燥）

大家看看丙年跟戊年平均气温比较，差别比较明显。在中医的理论里面用统计方法处理是非常重要的。运用五运六气来治病有没有效，要用数据来说话、来比较，不用五运六气治病是什么疗效，用五运六气来治病是什么疗效，看这两个疗效显著不显著就一目了然，这就是统计方法对照比较。

主持人（杨炳忻）：下面有请柯资能老师做报告，他从事中国科技文明史、象数学、五运六气研究，他的题目是"横跨文理无今古，上天入地打酱油"。

柯资能：横跨文理无今古，上天入地打酱油

我简单介绍一下我对中华传统文化的研究和学习过程。受钱学森 1984 年关于中国文艺复兴思想的影响，我开始关注中医理论的现代接轨问题，宣传动员几个同学去了中医学院，我自己则考到中国科技大学近代力学系流体力学专业（钱学森创立的专业）；1986 年底我又参与在中国科技大学召开的人体科学全国会议，思想发展有很大转变，感觉现代科学解决不了中国传统文化的现代化问题，答案还必须回到古代；后我又从《圣济总录》运气部分入手，学习中国传统象数学，认为包括中医在内，中国传统象数学是建立在阴阳五行基础上的数理科学，是公理化性质的科学。近来欣闻南开大学吴克峰老师等有精彩工作，值得我好好学习。

学运气之后我想转到中医学院去，跟某中医学院的领导讲钱学森的东方文艺复兴，《黄帝内经》建立在阴阳五行、五运六气基础上等，因为不被理解，所以就放弃了。

1988 年初，我曾将复印的《圣济总录》五运六气部分的运气资料交给老家赤脚医生，动员他试用运气方，他发现效果不错。这对我有很大的鼓舞，因为实践上有验。接下来我跟一个同学学了火珠林，通过学习、实践，更坚定了对中国传统文化的信心。1994 年开始

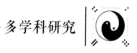

以自相似周期嵌套结构解读邵雍思想，从中国传统象数的视角解释了费根鲍姆常数和狄拉克大数，进一步提出几个时空公理，导出无量纲常数和时空公里相对应的宇宙大周期，发表了几篇习作。

这个宇宙大周期选用大爆炸为起点，当时解释能力不强，事件时间、性质都对不上。后来发现新的数据对模型越来越有利，便以 NASA 的新数据为基础重新调整了大周期年表，发现很多重大事件发生在节气点上，从象数角度能够诠释很多现象，比如冬至与再电离、大寒与极低温、夏至与导致太阳系形成的恒星爆炸等。现在处在立秋之后、白露之前，从目前看，宇宙已经步入暮年状态。

我们把宇宙大周期分成六十大甲子，一个大甲子管 2.8 亿年，太阳系出现在丙申、丁酉之交。地球历史上有两个超级大冰期，一个是新太古代大冰期，一个是震旦纪大冰期，正好与亿年尺度运气寒水时段接近。未会的"六之气"太阳寒水（28.3 亿年前至 26 亿年前），接下来是大甲子甲辰太阳寒水（26 亿年前至 23.2 亿年前），连起来正好接近新太古代大冰期时段（28 亿年前至 23 亿年前）。成冰纪即震旦纪大冰期（8.5 亿前至 6.35 亿年前），正好与大甲子庚戌太阳寒水（9.21 亿年前至 6.41 亿年前）接近。8110 万年前进入大甲子癸丑（太阴湿土），前湿后寒，从 3400 万年前开始一路降温，可能将面临一个新的亿年尺度超级大冰期，我们正处于大冰期中的一个小的渐冰期中。

这个表（见彩插表 1）为最近 12 个大运，红色代表温热，蓝色代表寒湿。这个图（见彩插图 4）为显生宙以来的北冰洋温度变化曲线。由上不难发现温热的运气刚好对应高温时段，寒湿的运气对应低温时段。戊午大运是寒武纪以来最热的，寒武纪对应的戊申大运次之。己未、戊午是一个很明显的对照。

运气规律在大尺度周期表现明显，举两个特殊的例子说明。甲寅大运庚午大世乙丑元（25201.14 万年前至 25188.18 万年前），中点 25194.66 万年前相当于大寒，25188.18 万年前相当于立春。二叠纪、三叠纪之间的大灭绝是历史上最大的物种大灭绝，始于（25194.1±3.7）万年前，终于（25188.0±3.1）万年前，大约持续了 6 万年，正好介于大寒、立春两个特殊节气之间。6550 万年前的恐龙灭绝事件刚好处于戊午大运戊午大世甲子元丑会中点大寒前后（6550.08 万年）。在年、日周期中，一年中大寒与立春之间往往是危重病人死亡高峰期，也许年关的象义来自于此。一日丑时 2—3 点也是危重病人死亡高峰期，2 点对应大寒，3 点相当于立春。

宏观证据给我们一个信心，五运六气周期不决定于哪个具体的事件，它是一个周期节律，这种周期节律可以与从数学上推出来的周期嵌套。我把邵雍的周期调整两个甲子以后，邵雍的干支结构可以粗略地解释最近几千年的气候变化，比如冷事件、热事件。还有运气的细节，运气在不同尺度周期都有表现，大的周期表现大，小的周期表现小，如两汉暖期对应庚午大运（公元前177—公元183），魏晋小冰期对应辛未（公元184—543）。用这个结构还可以解释这两千年来用药特点的变化，可以修正六气大司天理论。

我们发现六气大司天理论是一个经验公式，一、二、五、六是符合的，三、四是不符合的，它本质契合修正过邵雍大周期中的主气，把它调整过来以后，大约有76%符合。

用这个体系来看中医，可以看得比较清楚。比如最近的乙亥大运（公元1624—1983），风温为胜，与温病学说兴起、流行时段高度一致。从1984年起进入丙子大运，中运太阳寒水太过，有寒的趋势，起码最近72年是比较寒的，所以现在有火神派。

综上所述，五运六气理论适合各个尺度的干支甲子体系，是自组织周期演化系统中的一个普适性理论。干支有理，运气有验，值得深入研究。

主持人（杨炳忻）: 下面请北京大学医学部韩鸿宾教授做报告！

韩鸿宾：中医的优势与研究建议

作者简介：北京大学医学部、工学院教授、博士生导师，北京大学第三医院放射科主任医师，磁共振成像设备与技术北京市重点实验室主任，中国医疗装备协会磁共振专委会秘书长。为生物体纳米尺度超微结构活体成像与测量分析方法——磁示踪法发明人，获多项国家、国际发明专利。

我研究的内容并不是中医，因此我是来学习的。我想简明扼要地阐明几个观点，也给我们五运六气的研究提一些建议。

一、中医的三个明确优势

五运六气是中医相比于西医有明确优势的三个重要内容之一，这三个内容分别如下。

第一，五运六气。

第二，情志致病。

第三，经络。

这三个内容是西医大夫在看病和健康保健过程中根本不考虑的问题。这三个问题是我们中医有优势的地方，也是我们应该考虑如何发展中医的落脚点。

二、目前研究五运六气的三个有利条件

第一，西医的漏洞日渐显现。我研究脑血管病已有25年，为什么我在七八年以前开始学《黄帝内经》，开始认识翁（超明）大夫、顾（植山）老师？原因是我碰壁了，意识到西医路径走不通，现今很多疾病在医院得不到有效的治疗。因此我发现西医不是解决问题的根本方法。

第二，全民在读《黄帝内经》，尤其是北京大学好多教授和领导也在读，虽然有理解上的困难，但也为研究《黄帝内经》创造了有利条件。我今年46岁，是今天在座的各位中年龄最小的，《黄帝内经》我尚未读通，更年轻的人根本读不懂，因此如何让年轻人读懂也是个问题。

第三，国家出台《中华人民共和国中医药法》，而且马上要启动"中国的健康保障工程"，既然提到"工程"，就不是以前的科技专项。工程是改变社会的，这个机会如果还抓不住，几十年就又过去了。

三、存在的问题

第一，理论难懂。关于五运六气，我看了杨（力）老师的书，听了顾（植山）老师很多课。有一次在与顾（植山）老师吃饭时特意听他讲了五运六气，他们说我是博

导都听不懂，怎么给别人讲。

第二，青年人的教育和从事中医教育的人对五运六气的认识也需要提高，尽管现在大家都在读，但基础不牢靠。

第三，急需切入。虽然说"健康保障工程"，2030、2050 年的规划，中医和西医如何并存的问题，但是现在"健康保障工程"的 58 个专家里面只有 5 个是搞中医的。我们从学会、从社团的角度要给一些压力，让他们知道这个问题很重要，把"健康工程"这件事做好。

四、切入点

我们一定要跨学科去做，要体现出几件事：一是天人合一的事，二是精神世界的问题，三是经络和穴位的问题。这些事如何统一于一个理论基础上去做，要着力一处、迅速解决问题并击中要害。

西医的切入点是两个，其中一个是细胞微环境。截至目前，西医整体理论基础还是细胞学说：细胞病则人病，细胞得癌则人得癌，细胞得炎症则人得炎症。但这是有漏洞的，这个漏洞就是细胞微环境，即细胞与细胞之间的缝隙。目前，解剖书上对此还没有相关描述。以脑为例，脑内细胞跟神经网络占脑容积的 70%～80%，血管占 3%～5%，余下 15%～20% 的脑容积就是微环境。古人的精髓里面已有提示，细胞也有天，有它自己的微环境，细胞吃喝拉撒的地方也是我们要关注的。

我的课题组研究细胞微环境，用分子探测技术把细胞微环境解开了，把脑解开了。解开之后，真心需要大家齐心协力，需要相互包容。我们课题组从这里切入，观察细胞微环境的水分子运动。我们希望提出"细胞微环境"理论学说，该学说补充了西医的漏洞，同时也为中医提供理论支撑。

但这件事情如何跟五运六气结合，如何跟探索精神世界结合，如何跟经络和穴位可视化结合，都是我们课题组正在尝试探索的。我们最终要做穴位的可视化，从原穴的角度出发，并与脏腑的功能、情志的联系做结合。

今天就汇报这么多！

自由交流

杨炳忻：我认为三十多年来的中医现代化是失败的

主持人（杨炳忻）：韩（鸿宾）教授是西医专家，给我们带来了不一样的视角，提出了非常好的意见。在座的大多数是中医方面的专家，或者中医界忠实的朋友。韩（鸿宾）教授这些从西医学临床角度的独到说法，真的很好。"多学科研究"的报告就到此为止。

中医的发展，不单"五运六气"需要多学科、多方位互相交叉的研究和推进，其他领域也应如此，只有这样才能够在当下社会不负众望地发展前进。

三十多年来中医界搞了几波现代化，在我看来基本上都是不成功的。因为用西医的那套办法让中医去套，很多中医朋友被他们套住了，我看了以后十分心疼。因为我这个年龄对中医有了解，在香山科学会议上我看到了各种各样奇奇怪怪的事情。中医的现代化发展必须要牢牢把持从中医自身的特点、特色出发，否则就会走上西化之路，失去的将是中医的临床疗效。有人提出中医要向国际接轨，老实说当今外国没有现成的轨道能让你去接。从我本身的专业角度来看，现代科学没什么了不起的，基本上是简单科学，仅仅是人类知识的一部分。中医学是一门复杂系统的科学，用现代科学知识还不能很快地搞得懂它。

物理、化学研究都是在试验室里的理想条件下做实验的。什么叫"理想条件"？就是把各方面干扰排除掉。在理想条件下对无生命的对象进行实验研究，研究结果都很不错。但人们恰恰搞错了，在生命科学上特别在生命人体上做研究，那一定要在真实的客观条件下进行才合理。你看，我们生活在地球表面，除了太阳系对我们作用外，还有银河系等，多着呢。就说地球表面吧，各个地方磁场也是不一样的，而这些都是时时刻刻、实实在在作用于我们人体的。中医讲究时间、地域、社会环境对人体的作用，那是十分重要的，也是中医的优势。我随便举个例子，譬如我家总共有 50 万元存款，我喜欢炒股，昨天输了个精光，如果我三天之内不把心理状态调整过来，那我一定会大病一场，甚至最后"走"掉了。现代生命科学把物理、化学的那套对非生命对象的研究方法移植过来对生命体进行研究，它的研究成果会有多正确？

刚才韩教授说得非常对，西医学简单地把现代科学研究模式搬过来照用了，犯了致命的大错误，没有考虑天、地对人的作用，所以一定会走到死胡同去，这是其一。其二，人体是不可分割的整体有机体，你采用层层往下分析的方法，把离体的单个细胞搞得再清楚，整体层面上千千万万的细胞相互联系都没有了，下层细胞跟上面的层面怎么接上去？尽管国际系统生物学前些年很红火，但是它离整个人体生命科学恐怕还差很远呐。从西医的角度说这些问题，比我们自己说要有力得多。韩（鸿宾）教授看到的西医问题，恰恰是我们中医的长处和优势。谢谢韩（鸿宾）教授！

现在面对这种情况，我要说，中医界的朋友们，请各位要挺直腰杆！我们要坚信，真理掌握在我们手里。不要再像以前那样去追求一定要在 SCI 杂志发表论文，认为只有那样才算高水平，其实临床疗效才是医学唯一的评价标准！今天到这个时候了，在座的中医界各位既然今天已经有共识了，已经看到了"五运六气"是提高临床疗效的，那就齐心合力地往前走吧！

下午的报告中，比如张超中老师两方面兼通，既有科学的背景，又有哲学的功底，还是中医哲学分会的领导，所以你要起大作用，我觉得中医哲学分会不光要坐而论道，更要行而论道，比如咱们中医哲学分会能不能专门研究一下，从哲学层面把五运六气梳理清楚了，那就是大贡献了。

柯（资能）老师这个我不敢评论，因为你研究的时间尺度太大了，研究的成果对当前或者今后五运六气在临床上应用的指导意义是我们追求的核心。

现在请各位针对他们几位的报告提问、发言。

吴克峰：五运六气是调整自身及自然界阴阳平衡的重要工具

作者简介：南开大学教授、博士研究生导师。

我来自南开大学，和顾植山老师相识多年，多次参加顾（植山）老师组织的活动，从中受益匪浅。

柯资能教授的报告展示了他研究取得的重要成果，核心是基于宋·邵雍"元会运世"和五运六气理论，推导出了宇宙运动周期与人类疾病发生流行周期的内在关系。这个推理是很深刻的，也充分说明了易学"数往者顺，知来者逆"（《周易·说卦》）这个对事物运动发展本质的概括性道理，也说明五运六气理论的真理性与价值。

五运六气理论是中华民族祖先根据地球阴阳运动周期推导地球气候变化规律，再根据这种变化规律推导人类疾病发生流行的理论。众所周知，我们的地球的历史不过 50 亿年左右，但是柯教授的推导可以上溯至宇宙

开始 120 亿年前，可见五运六气理论概括能力有多么的
强！那么，当我们的祖先在地球上观测计算宇宙星球、
太阳和地球的相关运动并总结出规律时，宇宙已经诞生
70 多亿年了，怎么就推到宇宙那里去了？

《周易·说卦传》中讲："易，逆数也。""逆数"是
对易学推理本质的概括说明，我们也可以把它理解为
易学思维的本质。这种思维的本质，按照"逆数"的
原理，可以上溯还原至事物发展的初始状态。在易学
实际的运用中，有所谓"大阴阳、小阴阳""大五行、
小五行"之说，就是根据"大阴阳"可以推导出"小
阴阳"，同样根据"小阴阳"亦可以推导出"大阴阳"；
根据"大五行"可以推导出"小五行"，根据"小五行"
亦可以推导出"大五行"。五运六气理论推出宇宙开阖
的初始状态和规律，就是从"小阴阳、小五行"逆数
推导出"大阴阳、大五行"的过程，这很好地表明了
中国古人和自然界交流产生的智慧。对这种理论的探
究，可以说就是张超中研究员讲到的，建立当代天人
相应的社会科学和自然科学。

王（世明）教授提到"云"学习，按照传统理论
是这样的。凡是前人形成的智慧，在他们消失后，有
些是通过文字声像等手段留下来了；有些没通过文字声
像留下，却也保留下来了。保留在哪里了？就是保留
在地球周围、保留在空间里了，后人通过和自然界的

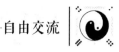

交流就可以学到前人留下的东西。这算不算您讲的"云"的东西呢？人的学习、对事物的理解不仅仅靠大脑，大脑固然很重要，同时也包括你用全身、用身心和自然界、宇宙进行交流，在交流中学习、在交流中感悟。

五运六气理论是中国传统文化、传统智慧的一个有机组成部分，它的理论基础与中国古代哲学、古代文化是一脉相承的。中国古人在对自然界和宇宙认识的过程中，形成一个最基本的观念，就是世界是由阴阳构成的，即所谓"易者道阴阳"（《庄子·天下》）。中国人的叙事方式也是在"天人之际"中完成的。张岱年先生说："宇宙论与人生论，在中国哲学中，本亦是不分别的。中国哲人的文章与谈论，常常第一句是宇宙，第二句便是人生。更不止此，中国思想家多认为人生的准则即是宇宙之本根，宇宙之本根便是道德的标准；关于宇宙的根本原理，也即是关于人生的根本原理。"（张岱年《中国哲学史大纲》第 168 页，中国社会科学出版社 1982 年 8 月出版）中国人的这种思维方式，从根本上说是来自于"天人合一"的观念，而且确切地认为自然界的阴阳与人体的阴阳有必然的对应关系，这种必然的对应关系不仅为我们认识自然提供了现实基础和理论基础，也为我们认识疾病、治疗疾病提供了现实基础和理论基础。《黄帝内经》认为："阴阳者，天地之道也，万物之纲纪，变化之父母，生杀之本始，神明之府也，治病必求于本。"又认为："夫自古通天者，生之本，本于阴阳，天地之间，六合之内，其气九州、九窍、五脏、十二节，皆通乎天气。"易学不仅是一般性的哲学理论，也是可以操作、计算的精致理论，作为易学有机组成部分的五运六气理论也是可操作的精致理论。中国古人对人与自然的这种精致理论满足了医学临床上确定性与精致性的需要，因此五运六气自然就成为医学的计算工具。这是中国人的伟大智慧、伟大发明！中医学是中国古代学术的一部分，是古代学术各家思想的具体体现和特殊性表现形式，也是中国古人世界观的具体体现。中国古代诸家学说的世界观虽各不相同，但总体却有一致性，就是基本上围绕"天人关系"做文章。张岱年先生讲："天人关系或人在宇宙中之地位，中国哲学家论之较简，然有一特殊观点，即'天人合一'，乃是中国人生思想的一个根本观点。"（张岱年《中国哲学史大纲》第 168 页，中国社会科学出版社，1982 年 8 月出版）因此中医理论的原创思维实际上就是"天人之际"。当然中医学较之哲学要具体得多，中医的临床也需要把天人关系具体化、可操作化，因此中医理论的原创思维也可以说就是如何把握天人关系，如何使天人关系具体化，或者说中医原创思维的核心是天人之际的具体化。中医理论原创思维把握"天人关系"的具体化路径，就是借用了易学的

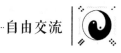

思维方法与易学的推理系统。《周易·系辞上》说："在天成象，在地成形，变化见矣""易与天地准，故能弥纶天地之道。仰以观于天文，俯以察于地理，是故知幽明之故，原始反终，故知死生之说。精气为物，游魂为变，是故知鬼神之情状"。易学思维方式和推理系统成了中医学一个很好的推理工具与操作工具，亦成为中医原创思维的重要内容。或者说，中医理论对易学中关于天人关系的理论与推理系统进行反思，与中医理论相结合而产生的理论，就是中医理论原创思维的特色内容，而五运六气理论就是这样的典范。另外，五运六气理论的思维还与中国古代逻辑理论密切相关，中国古代逻辑的重要推理类型就是"推类"。《墨经·小取》中把推类定义为"以类取，以类予"，亦即两个事物如果是同类，依据类之间的本性，可以从一类事物中具有的属性推类出另一事物具有同样的属性，即"夫辞，以类行者也"（《墨子·大取》），只要两个事物是同类，那么它们之间就有极大的相似性，对此荀子讲到的"类不悖，虽久同理"（《荀子·非相》）。中医理论的原创思维就是在"天人合一"的基础上把自然界与人看成是同类，"同声相应、同气相求"（《周易·文言传》）实际上就是"同类相应、同类相求"，这样自然界的变化才能影响到人体疾病死生的变化。所以中国古人极为注重对"类"的研究，而且把"推类"做得很精确。整个易学推理系统是"推类"的精致化推理系统，借用易学五运六气推类系统构造中医理论就成了中医理论原创思维的特性，这是一个宏大精致的推类系统，也正是中医理论原创思维的价值所在。

作为精致的、可计算的五运六气理论，对阴阳进行划分，把阴阳划分成三阴三阳，同时也与五行联系起来，用太少（阴阳）划分五行。阴阳是天人关系的一般性说明，也是医易相通的关键点。中医学是通过调整人体阴阳与大自然阴阳的平衡以达到祛除疾病的知行合一学说。中医学认为，致病的原因，一方面在于人体自身阴阳平衡的破坏（整体或局部）导致与大自然阴阳平衡关系的失衡，另一方面在于大自然自身阴阳平衡（整体或局部）的变化对人体阴阳平衡的破坏。治病的原创机制在于调整人体阴阳与大自然阴阳的平衡关系。所有药物都是调整自身阴阳与大自然阴阳平衡的媒介物，用药不仅要考察其自身的药性，更重要的是要考察药物进入身体后在阴阳上产生的变化及与大自然阴阳变化的关系。人体与自然界的阴阳平衡在更为广泛的时空上相互关联，这种相互关联的符号化表达就是阴阳、五行、干支的符号化，它们是人体与大自然阴阳平衡的形式化公式，是符号化、形式化的阴阳关系，既是易学的内容，同时也是五运六气的内容、中医学的内容。（吴克峰《基于易的中医原创理论范式的逻辑特征与逻辑系统》，参

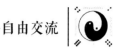

见《中国中医基础医学杂志》2015 年第 9 期）

从理论发展的逻辑来看，早期的阴阳和五行似乎不是一家，至汉代时才结合起来，将阴阳五行结合的这个人物是西汉的京房。但是从一般的意义上讲，我们可以将阴阳五行归为同类。人和自然界的阴阳关系出现了问题，就会出现毛教授讲的"最后一根稻草"的问题，只是开始出现问题的时候你还不知道，逐渐就变成最后一根"稻草"。

诊病治病是调整自身的阴阳和自然界阴阳平衡的一个手段，自身阴阳和自然界阴阳平衡具体表现为可操作的东西，五运六气理论就是一个很好的工具。除了这个工具以外，还当有别的工具，五运六气理论这个工具保留得很好，还在临床上发扬光大，而且确实有奇效。说一千道一万，医学的价值表现在临床上的效果。五运六气理论不仅有深刻的理论价值，更有确切的、惊人的临床效果，我们应该极为认真地对待这一祖国遗产，并将之发扬光大，这对加深中国文化的理解、重建，增强文化的自信心，贯彻习总书记"中医药学是打开中华文明宝库的钥匙"具有极为重要的意义。

范仲毓：六十甲子计算时间的规律性

作者简介：浙江大学易经文化创新应用课题组成员。

六十甲子是计算地球公转自转法则的研究方法，包含很多进制，其中 5 进制、6 进制就是我们所讲的五运六气，它有很多换算方法。

甲子时计算为地球自转周期 1/12 期第 1 期，为今天的 2 小时，中国古制为一个时辰；同时包含自转角距离 30°（隐藏原理：角速度 30° / 时辰 /2 小时）、位移 30° 弧线。且计算地球公转轨道周期 1/12 天、日；公转角距离（1/12）°（隐藏原理：角速度 1° / 天）；公转位移（1/12）° 弧线。

大家应该为我们的祖先感到骄傲和自豪！甲子在计算时间的时候是有规律的，它涉及 30 进制、60 进制、12 进制、10 进制、5 进制、6 进制、2 进制，从甲子日到乙亥日它一定是 12 天，再旋转一个甲子，他一定是 72 天，类似的规律有很多。

杨炳忻：行而论道，振兴中医

如果我们仅仅在有文字的文献当中去讨论可能会是一笔糊涂账，毕竟公说公有理，婆说婆有理。所以我们的研究要往前推，推到无字的河图洛书，甚至再往前。今天中国已有这样的研究工作了。我们祖先最早用立竿测影的方法发现了太阳与地球的相对运动规律，创立了"十月太阳历"和后来的"阴阳合历"，确定了阴阳五行、天干地支、奇偶之数等。谁不信可以去彝族、苗族查一查，人家到现在还在用十月太阳历。专门研究十月太阳历的人，现在还健在的有中国科学院自然科学史研究所的一位老先生。如果把中国古代的天文历法弄清楚了，那五运六气的机制问题与科学性问题就迎刃而解了。所以我建议中国哲学史学会中医哲学专业委员会要做点行而论道的事情，这件事情做好了，对中医振兴的功劳是非常大的。

韩鸿宾：这是一个问题，把这个问题复杂化对普及是非常不利的。像刚才那位先生（范仲毓）讲的问题，我大概重新翻译一下。每天一个时辰为什么那么关键？它跟月亮的角度正好是 1°，一天 12°，30 天正好是 1 圈。这是小学的自然常识，有些事情要大道至简。

杨炳忻：太阳系和地球互相作用，从我上中学时的地理课程到现在都在讲。我认识到现代科学的物理化学是简单性科学，我们中华古天文学是个复杂系统科学，是整体系统科学。但是复杂科学也很简单，这一体系规律我们的祖先早就发现了，并称之为道。《黄帝内经》为什么称之为"经"？因为它几乎是绝对真理，它是源于中华古天文学的。

柯资能：阴阳五行、易学是邵雍"理术"

刚刚吴（克峰）教授说了道，阴阳五行、易学这些东西是属于邵雍"理术"的体系，它是脱离任何气体的物象而存在的。主要是它的结构。

回应刚才的问题，就像有父亲就有爷爷，所以将它往外推可以起作用。另外，从系统的角度看，宇宙是自组织的、自相似的结构，电子、原子、分子、行星的结构也是自相似的结构，相互关系是可比拟的。

杨炳忻：气功形成的气是太赫兹波？

杨炳忻：上午介绍了太赫兹实验测量结果，现在我再给各位看一下他们的测量结果（该实验结果尚未发表，所以此处不能展示，只能用文字表述。如 PPT 图示，见彩插图 5）。这是一个美国人，他穿了衣服，里面什么都看不见了。但在太赫兹波检测器上看到他衣服里面有东西，因为太赫兹光对水泥、衣服、书本都是透明的，但是空气当中水对它的吸收性是比较大的。我们熟悉的 X 光、可见光、近红外、远红外，到了这个地方（见彩插图 6）是 10^{13} 一直到 10^{11}，30 多年以前人类认为这里没有东西。再过来就是微米波、毫米波等等，整个这一条线上的排列，既有波的性质，又有颗粒的性质，物理上

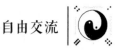

称之为波粒二象性。30多年前人们发现了这一段区间里有东西，这个区间我们叫它"太赫兹"波段。

2005年香山科学会议召开了"太赫兹科学技术的新发展"的学术会议，七八十位专家学者对此进行多学科研讨。会议上有两点让我至今印象深刻：第一，尽管太赫兹研究刚刚兴起，但我们比发达国家已经落后十年了；第二，外国科学家研究结果发现，太赫兹波的频率跟人体细胞的振动频率、转动频率十分相近，所以老外预言太赫兹技术的发展将对人类健康有大的贡献。今天没有想到那么快兑现了，江西中医药大学用进口德国的太赫兹波测量仪测到了练习气功者在发功状态时有特殊的太赫兹的物质辐射。这个事情的意义和对健康机制上的探索上面已经表述了，人体筋膜里有很多胶原蛋白纤维超晶格，红外光子穿过去超晶格就转换为多个太赫兹光子。我们身体中70%以上的都是水，而太赫兹光子很容易把水族氢键搞断，使之变成活性强的小分子水，所以你身体里面太赫兹光子越多说明你就越健康啊。

这件事情关系到中医的气的问题，在座各位都是中医专家，实验上测到了气功练习者发出的气是太赫兹光子辐射，那么这个事情在中医理论上的贡献就实在是太大了。

习总书记说，中医药是中国古代科学的瑰宝，也是打开中华文明宝库的钥匙。我认为，这个论断很精准。根据近期我了解到的关于中医药方面的几个重要研究成果，我认为这把"钥匙"已经转动了，而且已经转到了快 180°了。

我把这一阶段会议简单归纳一下，提出以下几点建议。

第一，建议中华中医药学会尽早成立"五运六气分会"。

第二，建议加紧做好顶层设计。抓紧支持这个事情，方方面面负责的同志应该有所作为。

第三，最近科技部出的那个文件中有两句话说得非常好。其实不瞒大家说，第一句话主要出自我口。十多年前的一次香山科学会议上，张伯礼院士发言说："中医药一根针、一把草，尽管没有什么科学内涵，但是能治病，能解决问题。"我是中医界的忠实朋友，我立即说："张老师，您说话可要小心喽，一根针、一把草里面可是有丰富深刻的科学内涵哦！"我还说："你中医自己谦虚，内部这样说说可以，但对外绝对不要这样说。我们平时把中医简称为'一根针、一把草'，但不能谦虚到中医没有什么科学内涵了，这话对外一定说不得。"当时坐在我旁边的科技部社发司（中华人民共和国科学技术部社会发展科技司）邹建强同志高兴地对我说："杨老师，你快成为我们中医的人了"。后来邹建强在《中医药创新发展规划纲要（2006—2020 年）》文件的第一

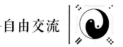

部分形势分析中就把这句话的意思用上了。因此，我建议我们中医界的朋友们，要挺起腰杆，满怀中医自信，不断提高临床疗效。同时我们也不要说话太满，以免招来不测的风险。

　　谢谢各位！

闭 幕 式

主持人（陆曙）：非常感谢杨（炳忻）教授的精彩主持，特别是精辟的见解。有请孟（庆云）教授做本次峰会总结。

孟庆云：对会议的评价是六个字：认真、理性、活跃。

第一，感谢。一是感谢到会的特别是外地远来的到会专家，让我们学到很多东西。二是感谢会议组织者，特别是无锡市中医医院，他们进行了长期酝酿、投入，我们才能开这样好的会议。三是感谢肖鲁伟、张（登本）教授等几位专家，特别是杨（炳忻）教授，使我们心智开阔。这么多次会也没遇到这次这么好的会风，虽然这里面有针锋相对的争论，但是大家都是一个目的，尤其有很多中医不敢说的、中医也说不出来的，我们的朋友们帮我们说话了，这个比开阔知识还重要。

第二，会议成果。本次会议围绕五运六气进行了广泛、深入的讨论，特别是自由发言的讨论开了我们的眼界、震惊了我们的视听，许多在杂志、网络上看不到的

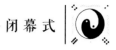

今天都听到了，非常有价值。

第三，会议具体成果。①得出共识，就是支持五运六气，而且五运六气要往前干，要成立一些组织共同研究。②具体方面，大家从各方面进行了阐述，比如中医里面关于天文背景的研究，关于干支甲子的研究，关于五运六气特点和价值的研究，关于地域性的调查研究，关于五运六气时代性的研究，关于治病的效果研究等等。这里提出很多新的东西，比如用备化汤治疗一些病，甚至从五运六气角度治失眠，都是我们可学的治病的技术。谈到五运六气从宇宙开始那天，从"天元纪大论"开始，从中国有历代历法开始；而且提出五运六气数学模型，五运六气可不是一般学一学就能通的，得反复学，甚至一般人学不明白。五运六气有很多需要深入解决的问题，是中医发展的一个高度，也是中医和现代自然科学比较可以对话的一方面学问，很有价值。

最后，感谢顾植山教授，他在大家都不敢说五运六气的时候还坚持研究，而且从临床出发，结合多学科进行研究，他的贡献很大。

主持人（陆曙）：感谢孟（庆云）老精彩总结。会议到此结束！

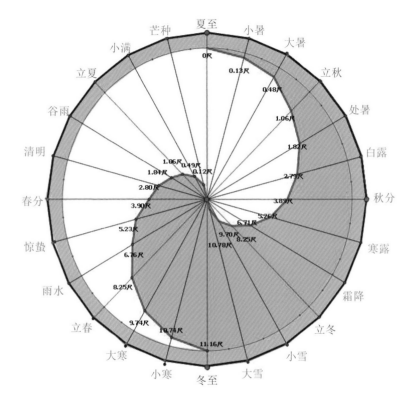

说明：
1. 土黄色外圆为北纬 24 度夏至日影长部分。
2. 内圆阴影为各节气 2016 年影长减去夏至日影长之差值。
3. 红色曲线体现各节气影长变化幅度。

图 1　告成各节气晷影变化图

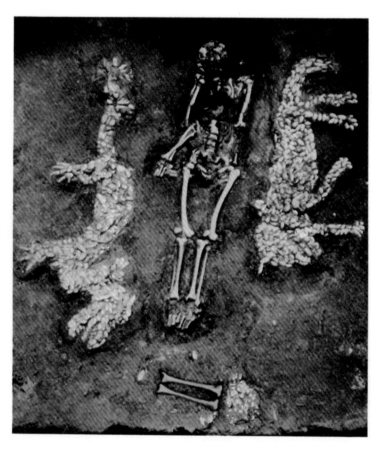

图 2-A

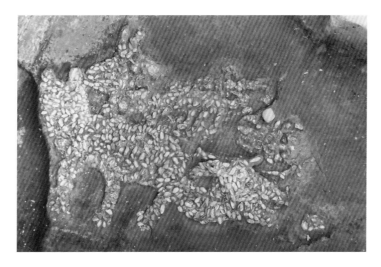

图 2-B

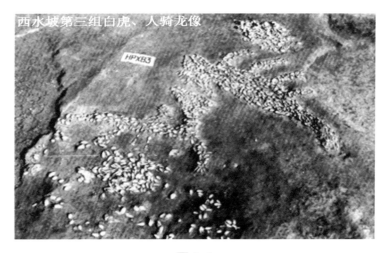

图 2-C

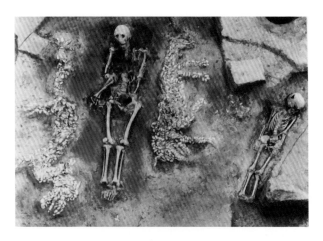

图 2-D

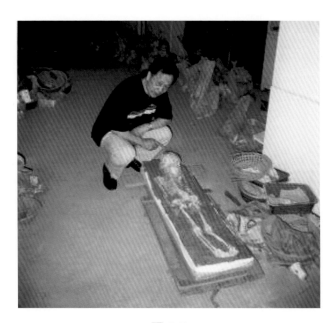

图 2-E

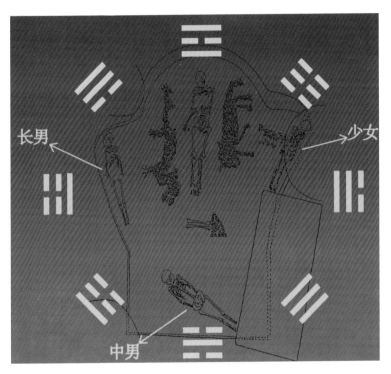

图 2-F

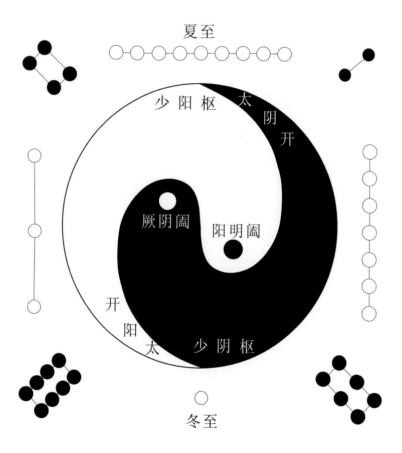

图3 顾氏三阴三阳太极时相图

表 1 十二大运

大运	戊申	己酉	庚戌	辛亥	壬子	癸丑
亿年	5.48 — 5.01	5.01 — 4.54	4.5 — 4.08	4.08 — 3.61	3.61 — 3.14	3.14 — 2.67
大运	甲寅	乙卯	丙辰	丁巳	戊午	己未
亿年	2.67 — 2.21	2.21 — 1.74	1.74 — 1.28	1.28 — 0.8113	0.8113 — 0.3448	0.3448 —

图 4 北冰洋温度变化曲线

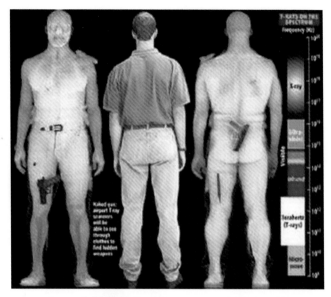

图 5　太赫兹波检测图示（从百度网站下载）

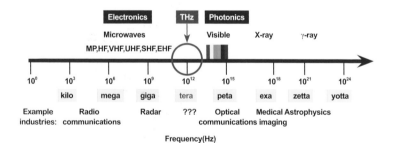

图 6　太赫兹波段（从百度网站下载）